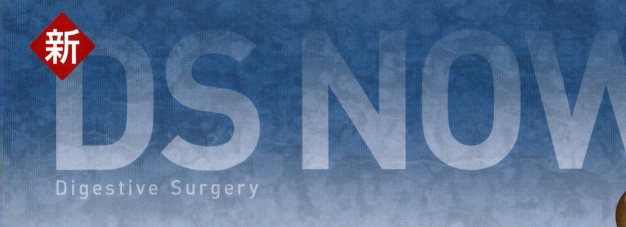

胆道癌・膵癌に対する標準手術

手技習得へのナビゲート

◆担当編集委員
北川裕久
倉敷中央病院外科 部長

◆編集委員
主幹 **白石憲男**
大分大学医学部
総合外科・地域連携学講座 教授

北川裕久
倉敷中央病院外科 部長

新田浩幸
岩手医科大学医学部
外科学講座 准教授

山口茂樹
埼玉医科大学国際医療センター
消化器外科 教授

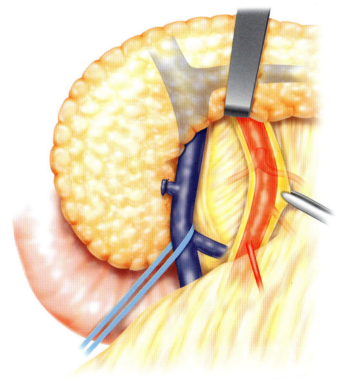

MEDICAL VIEW

本書では，厳密な指示・副作用・投薬スケジュール等について記載されていますが，これらは変更される可能性があります．本書で言及されている薬品については，製品に添付されている製造者による情報を十分にご参照ください．

DS NOW Updated No.4
Standard surgical techniques for pancreato-biliary cancer

(ISBN 978-4-7583-1653-8 C3347)

Editor：Hirohisa Kitagawa

2019. 9.1 1st ed

©MEDICAL VIEW, 2019
Printed and Bound in Japan

Medical View Co., Ltd.
2-30 Ichigayahonmuracho, Shinjyukuku, Tokyo, 162-0845, Japan
E-mail ed @ medicalview.co.jp

序　文

　外科医ならば誰しも，手術が上手くなりたいと願っています。10年前は，先輩の手術を真似，旧シリーズの『DS NOW』や論文を読み，学会発表のビデオや手術見学でコツを探索して手術の腕を磨きました。今回発刊された『新 DS NOW』では，これらの過程をすべて網羅し，さらに手技に関してその基礎となる解剖や組織学などの理論を学び，実際の手技を動画で見ることができるという素晴らしいものです。第4巻「胆道癌・膵癌に対する標準手術」では，この領域の手術に造詣の深い先生方に，経験から得られる手技だけではなく，説得力のある根拠を語りかけるように示すという主旨で執筆していただき，若手外科医を指導する熱い気持ちに溢れるテキストになったのではないかと思います。

　胆道癌・膵癌は依然として予後不良で，21世紀に残された癌といわれています。複雑な発生過程に伴う解剖，上腸間膜動静脈・腹腔動脈など重要な血管の起始部付近に存在する，いまだ十分に解明されていない「神経叢」への浸潤をきたすなどの特殊性があるため，手術は複雑で難易度が高く長時間で，しばしば血管外科の手技も必要とします。さらに術後は全身的な管理が必要で，合併症は膵液瘻・肝不全など致死的となる可能性があり，担当医のストレスは非常に高いものです。緻密な進展範囲診断に基づく緻密な計画，丁寧な理論的手技，全人的医療のすべてが揃わなければ成功しません。消化器外科領域の中で最もマニアックで取っつきにくく労働環境は過酷ですが，逆にハマると抜けられなくなる魅力もあります。手術は外科医の技術の良し悪しが左右する割合が高いとはいえ，名人芸であってはならず，やる気のある外科医ならば修練を積めば必ず達成できることが大切です。この『新 DS NOW』はそれを後押しできる指南書として最適であろうと自負しております。修羅場をくぐり抜けてきたエキスパートナー達が科学的根拠を示しつつ胆道癌・膵癌の世界へといざなってくれるはずです。

　トップランナーの先生方が心血を注いで執筆された本書が，未来のエキスパートナー育成のために役立つことを願ってやみません。最後に，ご執筆いただいた先生方，並びにメジカルビュー社の皆様に心より感謝申し上げます。

2019年8月

北川裕久

目 次

胆道癌・膵癌に対する標準手術
― 手技習得へのナビゲート―

胆道

肝門部領域胆管癌に対する右肝切除術	力山　敏樹 ほか	2
肝門部領域胆管癌に対する左肝切除術	水野　隆史 ほか	28
遠位胆管癌に対する膵頭十二指腸切除術	鈴木　修司 ほか	50
胆嚢癌に対する肝切除および膵頭十二指腸切除術	坂田　純 ほか	72

膵臓

膵頭部癌に対する膵頭十二指腸切除術	小野　嘉大 ほか	104
膵体部癌に対する膵体尾部切除術	長友　謙三 ほか	136
膵尾部癌に対する遠位側膵切除術	牧野　勇 ほか	158

執筆者一覧

■ **担当編集委員**　　北川　裕久　倉敷中央病院外科 部長

■ **執筆者**(掲載順)　力山　敏樹　自治医科大学附属さいたま医療センター一般・消化器外科 教授
　　　　　　　　　　渡部　文昭　自治医科大学附属さいたま医療センター一般・消化器外科
　　　　　　　　　　水野　隆史　名古屋大学大学院医学系研究科腫瘍外科学
　　　　　　　　　　江畑　智希　名古屋大学大学院医学系研究科腫瘍外科学 准教授
　　　　　　　　　　梛野　正人　名古屋大学大学院医学系研究科腫瘍外科学 教授
　　　　　　　　　　鈴木　修司　東京医科大学消化器外科学分野茨城医療センター消化器外科 科長・主任教授
　　　　　　　　　　大城　幸雄　東京医科大学消化器外科学分野茨城医療センター消化器外科 講師
　　　　　　　　　　下田　　貢　東京医科大学消化器外科学分野茨城医療センター消化器外科 准教授
　　　　　　　　　　坂田　　純　新潟大学大学院医歯学総合研究科消化器・一般外科学分野 講師
　　　　　　　　　　堅田　朋大　新潟大学大学院医歯学総合研究科消化器・一般外科学分野
　　　　　　　　　　廣瀬　雄己　新潟大学大学院医歯学総合研究科消化器・一般外科学分野
　　　　　　　　　　若井　俊文　新潟大学大学院医歯学総合研究科消化器・一般外科学分野 教授
　　　　　　　　　　小野　嘉大　がん研有明病院消化器センター肝・胆・膵外科 副医長
　　　　　　　　　　井上　陽介　がん研有明病院消化器センター肝・胆・膵外科 医長
　　　　　　　　　　高橋　　祐　がん研有明病院消化器センター肝・胆・膵外科 部長
　　　　　　　　　　齋浦　明夫　順天堂大学医学部附属順天堂医院肝・胆・膵外科 教授
　　　　　　　　　　長友　謙三　宮崎大学医学部外科学講座肝胆膵外科学分野
　　　　　　　　　　濱田　剛臣　宮崎大学医学部外科学講座肝胆膵外科学分野
　　　　　　　　　　七島　篤志　宮崎大学医学部外科学講座肝胆膵外科学分野 教授
　　　　　　　　　　牧野　　勇　金沢大学大学院医薬保健学総合研究科肝胆膵・移植外科学
　　　　　　　　　　田島　秀浩　金沢大学大学院医薬保健学総合研究科肝胆膵・移植外科学 講師
　　　　　　　　　　太田　哲生　金沢大学大学院医薬保健学総合研究科肝胆膵・移植外科学 教授

Web 動画目次 （本文中の ▶ は動画のマークです。）

項目	動画タイトル	動画の長さ	掲載ページ
肝門部領域胆管癌に対する右肝切除術	動画1 肝十二指腸間膜および膵上縁リンパ節郭清	01:11	p.10
	動画2 肝門部処理	01:22	p.13
	動画3 肝右葉脱転と短肝静脈処理	00:50	p.16
	動画4 肝離断	01:49	p.18
	動画5 胆道再建	02:25	p.22
肝門部領域胆管癌に対する左肝切除術	動画1 総胆管のテーピング	03:42	p.35
	動画2 尾状葉の授動	02:50	p.43
	動画3 肝離断	03:08	p.44, 46
遠位胆管癌に対する膵頭十二指腸切除術	動画1 Kocherの授動	02:04	p.56
	動画2 膵上縁リンパ節の郭清	02:29	p.60
	動画3 肝十二指腸間膜の郭清	03:07	p.60
	動画4 膵空腸粘膜吻合	03:42	p.63
	動画5 胆管空腸吻合	02:07	p.67
胆嚢癌に対する肝切除および膵頭十二指腸切除術	動画1 Kocher授動術から大動脈周囲リンパ節（No.16）サンプリング	02:31	p.81
	動画2 上膵頭後部リンパ節（No.13a）郭清から総胆管切離	02:43	p.84
	動画3 肝十二指腸間膜内リンパ節（No.12）郭清	02:33	p.87
	動画4 胆嚢床切除	02:54	p.88
膵頭部癌に対する膵頭十二指腸切除術	動画1 前割り	02:06	p.113
	動画2 膵上縁リンパ節の郭清	01:33	p.121
	動画3 膵空腸吻合	04:13	p.128
	動画4 胆管空腸吻合	02:39	p.128
膵体部癌に対する膵体尾部切除術	動画1 Kocher授動術からNo.16リンパ節郭清	05:08	p.142
	動画2 No.8リンパ節の郭清	05:03	p.144
	動画3 膵切離	04:16	p.149
	動画4 No.14リンパ節の郭清	03:58	p.151
	動画5 後腹膜の郭清	04:00	p.153
膵尾部癌に対する遠位側膵切除術	動画1 左腎静脈露出	01:07	p.169
	動画2 膵下縁郭清	00:54	p.169
	動画3 膵上縁郭清	02:34	p.172
	動画4 腹腔動脈，上腸間膜動脈根部の露出	03:04	p.176

動画視聴方法

本書の内容に関連した動画をメジカルビュー社のホームページでストリーミング配信しております。解説と関連する動画のある箇所にはQRコードを表示しています。

下記の手順でご利用ください（下記はPCで表示した場合の画面です。スマートフォンで見た場合の画面とは異なります）。

＊動画配信は本書刊行から一定期間経過後に終了いたしますので，あらかじめご了承ください。

1 動画配信ページにアクセスします。
http://www.medicalview.co.jp/movies/

スマートフォンやタブレット端末では，QRコードから左記❸のパスワード入力画面にアクセス可能です。その際はQRコードリーダーのブラウザではなく，SafariやChrome，標準ブラウザでご覧ください。

2 表示されたページにある本書タイトルをクリックします。次のページで，本書タイトル付近にある「動画視聴ページへ」ボタンを押します。

新DS NOW No.4
胆道癌・膵癌に対する標準手術
手技習得へのナビゲート
2019年9月2日刊行

サンプル動画はこちら　　この書籍の紹介・ご購入はこちら

3 パスワード入力画面が表示されますので，利用規約にご同意のうえ，右のスクラッチをコインなどで削り，記載されているパスワードを半角数字で入力します。

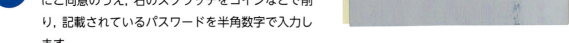

4 本書の動画視聴ページが表示されます。視聴したい動画のサムネールをクリックすると動画が再生されます。

動作環境

下記は2019年8月1日時点での動作環境で，予告なく変更となる場合がございます。

● **Windows**
　OS：Windows 10／8.1／7（JavaScriptが動作すること）
　Flash Player：最新バージョン
　ブラウザ：Internet Explorer 11
　　　　　　Chrome・Firefox最新バージョン

● **Macintosh**
　OS：10.14〜10.8（JavaScriptが動作すること）
　Flash Player：最新バージョン
　ブラウザ：Safari・Chrome・Firefox最新バージョン

● **スマートフォン，タブレット端末**
　2019年3月1日時点で最新のiOS端末では動作確認済みです。Android端末の場合，端末の種類やブラウザアプリによっては正常に視聴できない場合があります。
　動画を見る際にはインターネットへの接続が必要となります。パソコンをご利用の場合は，2.0Mbps以上のインターネット接続環境をお勧めいたします。また，スマートフォン，タブレット端末をご利用の場合は，パケット通信定額サービス，LTE・Wi-Fiなどの高速通信サービスのご利用をお勧めいたします（通信料はお客様のご負担となります）。
　QRコードは（株）デンソーウェーブの登録商標です。

本Web動画の利用は，本書1冊について個人購入者1名に許諾されます。購入者以外の方の利用はできません。また，図書館・図書室などの複数の方の利用を前提とする場合には，本Web動画の利用はできません。

がん研 肝胆膵外科の繊細な手技がニュアンスまでよくわかる！

がん研 肝胆膵外科 ビデオワークショップ

ことばと動画で魅せる外科の基本・こだわりの手技

監修 齋浦 明夫　**編集** 石沢 武彰　渡邉 元己

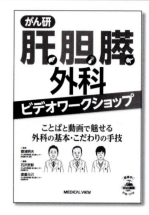

がん研有明病院 肝胆膵外科で毎月行われている「手術ビデオ勉強会」を書籍化。レジデントが日頃は訊けないような手技の疑問に，専門医が勉強会の臨場感そのままの語り口で答えている。通常の手術書では伝えきれない一つ一つの手技のニュアンスを，巧みな言葉，実際の手術映像とシェーマを用いて丁寧に解説した新しい教科書。

定価（本体9,000円+税）
B5判・160頁・オールカラー
イラスト45点，写真60点
Web動画51本 / 117分
ISBN978-4-7583-1533-3

目次
- Ⅰ　基本手技についてのQ&A　1）速くて確実な結紮のコツは？　2）状況別に運針法を変えるには？　3）血管周囲の剥離のコツは？／他
- Ⅱ　肝切除のQ&A　1）右肝授動の手順は？　2）速く，正確な肝離断をするためには？　3）肝静脈からの出血のコントロール／他
- Ⅲ　胆管切除・膵切除のQ&A　1）Kocher授動でつまずかないためには？　2）Bursectomyの剥離ラインがわからない　3）「前割り」による膵頭・SMA神経叢郭清のコツ　4）PDでの空腸間膜とTreitz靭帯処理のポイントは？　5）膵上縁の郭清のコツは？　PD編／他
- コラム：　学会発表をしよう！論文を書こう！その①～④　海外留学のススメ　外科の日常臨床：日本と米国の違い　外科医のトレーニング：地域の基幹病院，がん専門病院，大学病院で学ぶべきこと　手術シェーマ作成の重要性　針糸のできるまで　外科医とオペナース

がん研有明病院で行われている癌の標準手術を豊富なイラストで解説

がん研スタイル 癌の標準手術

Cancer Surgery Standards;
Operative Style of Cancer Institute Hospital, Japan

監修 山口 俊晴　がん研有明病院病院長

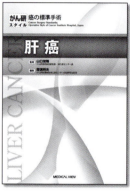

「がん研有明病院」で行われている癌の標準手術手技『がん研スタイル』を，写真では表現できない"見えていない"血管の走行や術者の意識，術者の頭の中のイメージをより具体的に伝えることができる精緻なイラストを豊富に用いて解説したシリーズ。手術の手順に沿って，各場面でのポイントをイラストで示しながら，手技上の注意点・コツをわかりやすく解説。

● A4判・オールカラー

シリーズの構成

肝癌　**編集** 齋浦 明夫　がん研有明病院消化器センター外科肝胆膵担当部長
定価（本体12,000円+税）
208頁・イラスト183点，写真32点　ISBN978-4-7583-1508-1

食道癌　**編集** 渡邊 雅之　がん研有明病院消化器センター食道外科部長
定価（本体13,000円+税）
216頁・イラスト249点　ISBN978-4-7583-1506-7

胃癌　**編集** 佐野 武　がん研有明病院消化器センター消化器外科部長
定価（本体12,000円+税）
192頁・イラスト220点　ISBN978-4-7583-1507-4

結腸癌・直腸癌　**編集** 上野 雅資　がん研有明病院消化器センター大腸外科部長
定価（本体13,000円+税）
172頁・イラスト219点，写真84点　ISBN978-4-7583-1510-4

肺癌　**編集** 奥村 栄　がん研有明病院 院長補佐
定価（本体15,000円+税）
272頁・イラスト250点　ISBN978-4-7583-1511-1

膵癌・胆道癌　**編集** 齋浦 明夫　がん研有明病院消化器センター肝胆膵外科部長
定価（本体13,000円+税）
264頁・イラスト273点，写真50点　ISBN978-4-7583-1509-8

※ご注文，お問い合わせは最寄りの医書取扱店または直接弊社営業部まで。

メジカルビュー社
〒162-0845 東京都新宿区市谷本村町2番30号
TEL.03(5228)2050　E-mail（営業部）eigyo@medicalview.co.jp
FAX.03(5228)2059　http://www.medicalview.co.jp

スマートフォンで書籍の内容紹介や目次がご覧いただけます。

胆道

- 肝門部領域胆管癌に対する右肝切除術
- 肝門部領域胆管癌に対する左肝切除術
- 遠位胆管癌に対する膵頭十二指腸切除術
- 胆嚢癌に対する肝切除および膵頭十二指腸切除術

肝門部領域胆管癌に対する右肝切除術

力山敏樹，渡部文昭　自治医科大学附属さいたま医療センター一般・消化器外科

> **❗ 手術手技マスターのポイント**
> 1. 膵頭部背側から肝十二指腸間膜および門脈臍部立ち上がりまでのリンパ節郭清と血管温存（必要に応じて門脈再建）手技を確実に行う。
> 2. 短肝静脈を丁寧に結紮切離し，尾状葉を下大静脈から完全に脱転・遊離する。
> 3. 肝離断は，右肝切除術の場合は中肝静脈を全長にわたり露出し，その背面も露出しながらArantius管方向に切離面を変える。右肝三区域切除術の場合は，umbilical fissure veinを露出するよう切離を進める。

I　手術を始める前に

1. 手術の選択（臨床判断）

(1) 適応となる場合
- 肝側胆管切離ラインは右肝切除術では門脈臍部右縁が，右肝三区域切除術では門脈臍部左縁が限界となるため，その切離ラインで断端陰性が得られる症例。
- 十二指腸側は，上皮内進展であれば膵内胆管を2cm以上追求できるため，膵上縁で筋層以深の進展や神経浸潤を認めない症例。

(2) 適応としない場合
- 上記長軸進展を越える症例では，肝側は治癒切除不可能となり，遠位側は膵頭十二指腸切除術併施が必要となる。
- 門脈浸潤症例は合併切除を行えばよいが，門脈左枝に高度の狭窄を認める場合は安全性を考慮して適応としないほうがよい。

2. 手術時の体位と機器（図1）

● 通常の仰臥位をとる。側腹部も十分に消毒し，不潔にならないよう工夫する。

図1 体位と機器

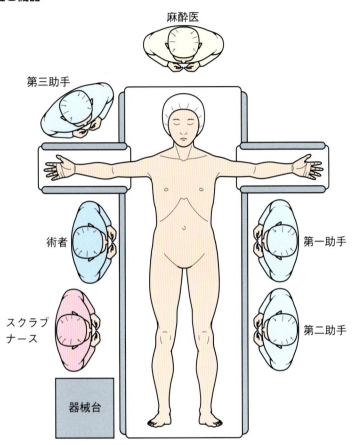

3. 腹壁創

- 筆者らは通常，逆L字型皮膚切開にて側腹部まで大きく開腹している（図2a）。肝鎌状間膜をある程度切離してからリング付き創縁保護用ドレープ（リング内径27cm）で創を覆い，ケント鉤にて両側肋骨弓を十分牽引する（図2b）。

図2 腹壁創
a：逆L字型皮膚切開
b：リング付き創縁保護用ドレープを使用した開創

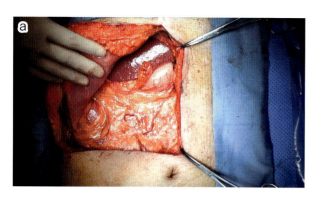
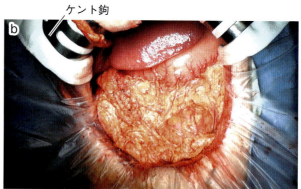

ケント鉤

4. 周術期のポイント

(1) 術前
- 減黄前に，まず MDCT（multi detector-row CT）検査で癌の進展範囲や切除の可否および術式を判断する。
- 減黄ならびに胆管炎発症予防のため，残肝側に内視鏡的経鼻胆管ドレナージ（ENBD）チューブを留置する。
- 外瘻法で体外にドレナージされた胆汁を，飲用などにより腸管内に返還する。
- 減黄後にインドシアニングリーン15分停滞率（ICG R_{15}）やICG消失率（ICG-K）を測定し，残肝予備能を評価する。なお，ICG-K ×残肝容積比＞0.05 は非常に有用な指標である。
- 肝切除率が50～60％以上の場合は，積極的に術前門脈塞栓術を行う。

(2) 術後
- 術後早期から胆汁還元および経腸栄養を行う。
- 胆汁の性状や排液量に注意を払い，胆管炎，創感染，腹腔内膿瘍，肝不全等の合併症には迅速に対応する。
- 門脈や動脈再建症例では，腹部超音波検査で頻回に血流を評価する。

II 手術を始めよう—手術手技のインデックス！

1. 手術手順の注意点

- 標準的な手術手順を以下に示す。
- それぞれの手順すべてが重要である。全体としては長時間手術となるが，一つのミスが致命的となり得るため，集中力を切らさず繊細かつ丁寧な操作を心掛ける。

2. 実際の手術手順

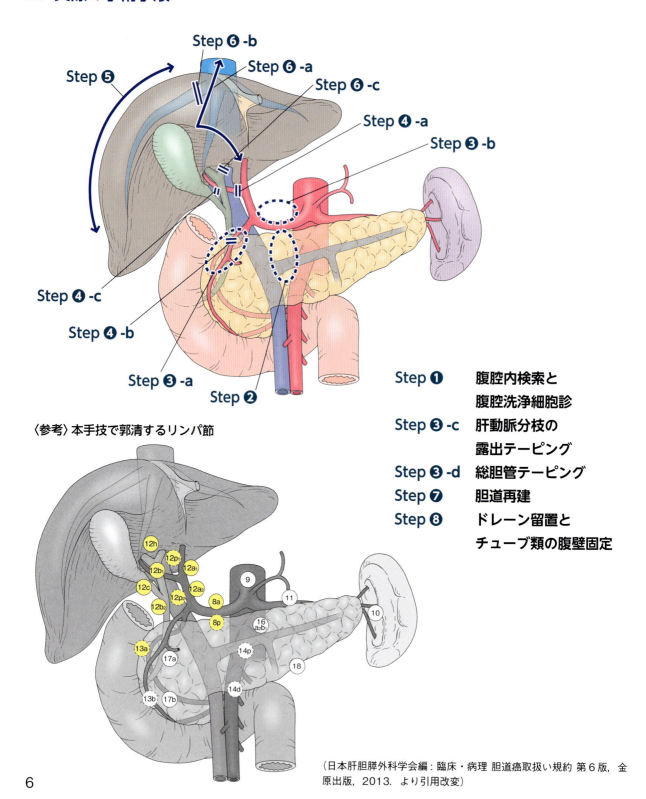

Step ❶　腹腔内検索と腹腔洗浄細胞診
Step ❸-c　肝動脈分枝の露出テーピング
Step ❸-d　総胆管テーピング
Step ❼　胆道再建
Step ❽　ドレーン留置とチューブ類の腹壁固定

〈参考〉本手技で郭清するリンパ節

（日本肝胆膵外科学会編：臨床・病理 胆道癌取扱い規約 第6版，金原出版，2013．より引用改変）

[Focus は本項にて習得したい手技（後述）]

Step ❶ (p.8) 腹腔内検索と腹腔洗浄細胞診＊

Step ❷ (p.8) 大動脈周囲リンパ節サンプリング＊

Step ❸ (p.8) 肝十二指腸間膜および膵上縁リンパ節郭清（図A，B） Focus 1
  a. No.13a，No.12b₂ リンパ節郭清
  b. No.8a，No.8p リンパ節郭清と総肝動脈テーピング
  c. 肝動脈分枝の露出テーピング
  d. 総胆管テーピング

Step ❹ (p.13) 肝門部処理 Focus 2
  a. 右肝動脈切離
  b. 十二指腸側胆管切離
  c. 門脈露出と門脈右枝の切離

Step ❺ (p.16) 肝右葉脱転と短肝静脈処理 Focus 3

Step ❻ (p.18) 肝離断（図C） Focus 4
  a. 肝離断
  b. 右肝静脈切離
  c. 肝側胆管切離と標本摘出

Step ❼ (p.22) 胆道再建 Focus 5

Step ❽ (p.24) ドレーン留置とチューブ類の腹壁固定＊

＊ここでは簡単に手技のコツ（ Knack ）を示します。

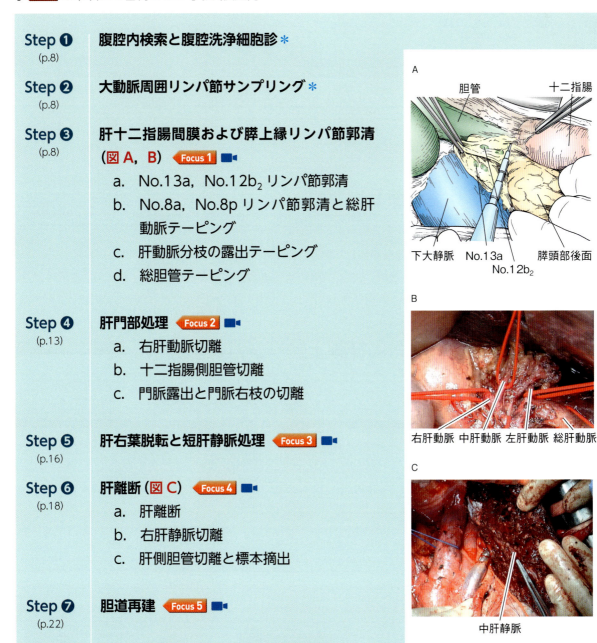

A 胆管／十二指腸／下大静脈／No.13a／No.12b₂／膵頭部後面

B 右肝動脈　中肝動脈　左肝動脈　総肝動脈

C 中肝静脈

III 手技をマスターしよう！

Step ❶
Knack 腹腔内検索と腹腔洗浄細胞診

- Douglas窩を含めて腹腔内に腹膜播種がないことを確認し，生理食塩水50mLにて腹腔内を洗浄し，腹腔洗浄（迅速）細胞診を行う。

Step ❷
Knack 大動脈周囲リンパ節サンプリング

- Kocherの授動を行い（図3），膵頭部を上腸間膜動脈（SMA）根部まで授動後，大動脈周囲リンパ節や肝十二指腸間膜周囲を十分観察して切除の可否を決定する。
- No.$16a_2$およびNo.$16b_1$リンパ節をサンプリングし，最終Stagingの参考とする。

Step ❸
Focus 1 肝十二指腸間膜および膵上縁リンパ節郭清

1. 手技のスタートとゴール

- 膵頭後面のNo.13aリンパ節郭清からスタートし，総肝動脈周囲リンパ節が郭清され，右肝動脈根部と，中肝動脈，左肝動脈が肝門部まで露出・遊離されている（図4a～c）。

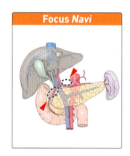

Focus Navi

図3 Kocherの授動

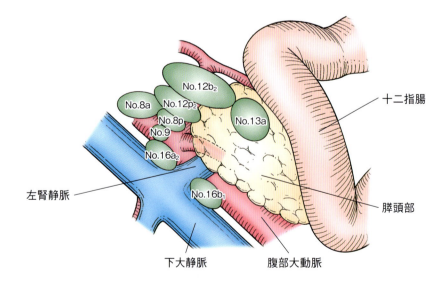

図4 総肝動脈周囲リンパ節および膵上縁の郭清

a：No.13aリンパ節郭清の開始
b：総肝動脈のテーピング（総肝動脈周囲リンパ節郭清）
c：総胆管のテーピング（図は，左肝動脈が総肝動脈から分岐する症例）

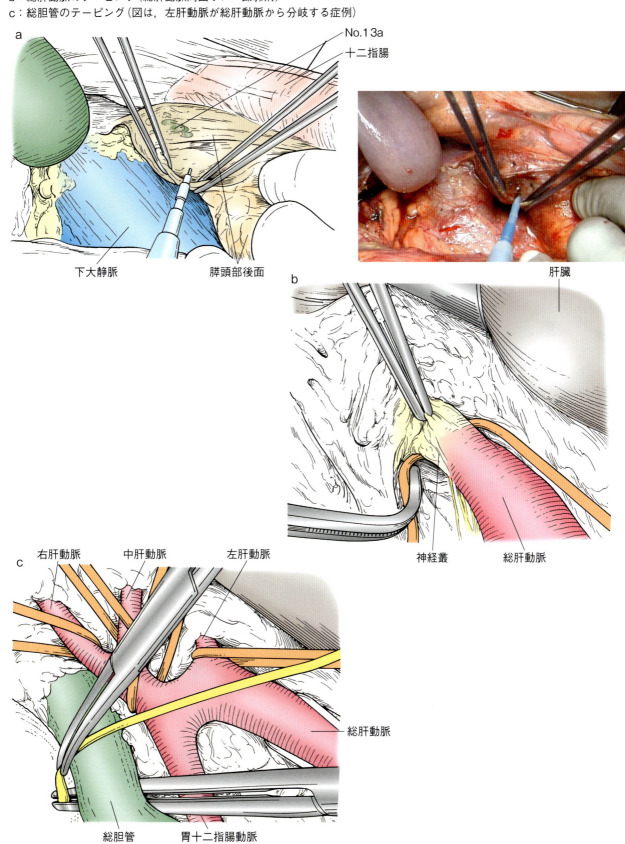

2. 手技の習得

- **手技の概要**

    膵頭後面の No.13a 〜 No.12b$_2$ リンパ節を郭清し，十二指腸上縁の脈管を処理しながら，総肝動脈周囲の No.8a，No.8p リンパ節郭清に連続させ，さらに No.9 リンパ節まで郭清する．固有肝動脈，左中肝動脈を門脈臍部まで露出，テーピングして，周囲組織を郭清する．総胆管を膵上縁で露出しテーピングする（▶️ 1 ）．

- **手技習得のポイント**

    (1) 膵頭後面被膜を切開し，膵実質表面の動静脈を温存する層で膵実質を損傷しないように郭清する．

    (2) 総肝動脈，胃十二指腸動脈，固有肝動脈，右肝動脈根部，左中肝動脈をテーピングし，これらを周囲組織から全長にわたりピックアップするように郭清していく．

    (3) 膵上縁で周囲の膵実質を損傷しないよう，総胆管をテーピングする．門脈背側で No.13a と No.8p 背尾側を連続させ，後腹膜から遊離させておく．

(動画時間 01：11)

3. アセスメント

a. No.13a，No.12b$_2$ リンパ節郭清

Q この操作の特徴は？

▶ 肝門部領域胆管癌や胆囊癌手術に独特の操作であり，慣れないうちは難しく感じる手技である．

Q 切離（剥離）開始はどこから行うのか？

▶ No.13a と No.13b リンパ節境界の膵頭部後面被膜を電気メスで切開し，切離を開始する（図 4a）．

Q 剥離層の設定は？

▶ 膵実質表面の動静脈を温存する層で剥離を行う．

Q 剥離のコツは？

▶ 膵実質を損傷しないように細心の注意を払いながら，リンパ節に入る細い脈管を処理して郭清していく．

▶ この操作は出血をきたしやすく，出血すると剥離層が不明瞭になるため，丁寧に行う．

▶ 筆者らは電気メスの先端で剥離を行い，細い脈管は電気メスや超音波凝固切開装置で切離している．

Q 剥離はどこまでするのか？

▶ No.13a リンパ節の剥離から連続して No.12b$_2$ リンパ節の尾側を剥離し，十二指腸上縁の脈管を処理する（図 5）．

▶ 左尾側は上腸間膜動脈根部から腹腔動脈（CA）根部方向まで剥離しておく．

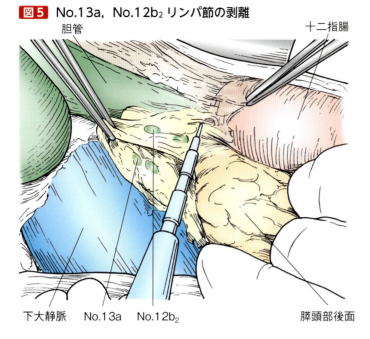

図5 No.13a, No.12b₂ リンパ節の剥離

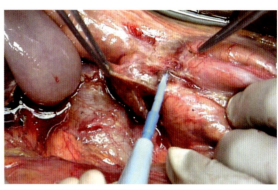

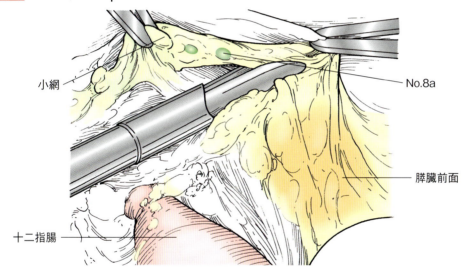

図6 No.8a, No.8p リンパ節郭清

b. No.8a, No.8p リンパ節郭清と総肝動脈テーピング

Q 剥離のコツは？
▶右胃動静脈を切離して小網を開放し，膵上縁で膵実質との境界を剥離した後，細い脈管を切離していく（図6）。

Q 剥離層の設定は？
▶総肝動脈周囲神経叢は剥離せず，神経叢ごとテーピングする（図4b）。

Q 郭清はどこまでするのか？
▶No.8a から No.7，No.9 リンパ節右側へと，超音波凝固切開装置で連続して郭清する。
▶尾状葉を鉤で圧排し，後腹膜との境界を露出する。その境界線を切離しながら，No.8p リンパ節を内側から外側に郭清し，No.8p リンパ節の背尾側は No.13a リンパ節の左側の切離線と連続させる。

c. 肝動脈分枝の露出テーピング

Q 動脈露出のコツは？

- ▶動脈の走行を見定めたら，その前面を観音開きにしていく．
- ▶固有肝動脈より末梢は，神経叢も郭清し，動脈外膜レベルで露出していく．
- ▶ある程度剥離した時点で固有肝動脈をテーピングし，これを牽引しながら神経叢を剥離・切離していく．
- ▶左肝動脈（図7a：この症例は先行分岐），固有肝動脈（図7b），中肝動脈（図7c），右肝動脈根部（図7d）をそれぞれテーピングする．
- ▶これらの操作中に，右胃動脈は根部で再結紮切離する．

d. 総胆管（CBD）テーピング

Q 総胆管テーピングの部位は？

- ▶総胆管を同定した後，膵上縁で周囲結合織を切離し，テーピングする（図4c）．

図7 肝動脈分枝のテーピング
a：左肝動脈のテーピング
b：固有肝動脈のテーピング
c：中肝動脈のテーピング
d：右肝動脈根部のテーピング

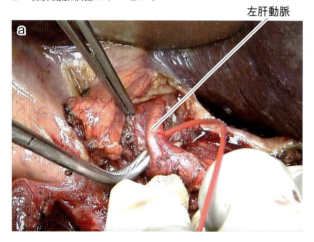
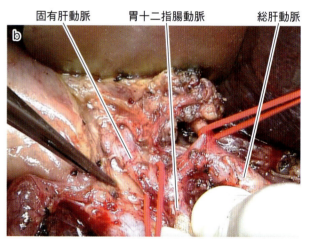
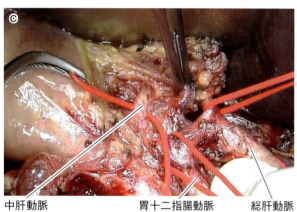
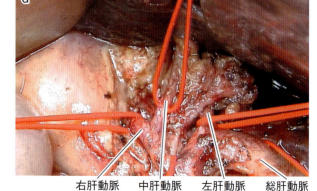

Step ❹
Focus 2　肝門部処理

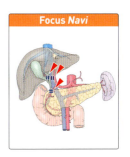

1. 手技のスタートとゴール
- 切除側への流入血管を処理し，肝十二指腸間膜郭清が終了し，残肝への流入血管のみが残存している状態にする（図8a〜c）。

2. 手技の習得

> **● 手技の概要**
> 　右肝動脈根部を処理し，十二指腸側胆管を切離する。門脈を全長にわたり剥離・露出し，門脈尾状葉枝を門脈臍部立ち上がりまですべて処理した後，門脈右枝を切離縫合する。右肝三区域切除術の場合はP4をすべて結紮切離する（▶︎2）。
>
> **● 手技習得のポイント**
> 　（1）肝動脈はすでにピックアップされているので，門脈前面を観音開きにし，周囲組織を左右から背側に分けるよう門脈を露出していく。
> 　（2）肝十二指腸間膜右側組織は胆管とともに肝門側へ剥離される。門脈左枝を臍部まで露出し，尾状葉枝をすべて処理してから門脈右枝を処理することで，残存側門脈が全長にわたりピックアップされ，左側背側組織も尾状葉とともに en bloc に郭清することができる。

（動画時間 01：22）

3. アセスメント

a. 右肝動脈切離
Q 右肝動脈露出の範囲は？
▶ 通常，右肝動脈は総胆管の背側を走行するため，癌の浸潤を受けやすい。そのため，結紮切離可能な長さの根部のみを露出し，二重結紮切離する（図8a）。

b. 十二指腸側胆管切離
Q 総胆管切離部位は？
▶ 癌の進展が膵外胆管に限局していると想定される場合は，総胆管を膵上縁で二重刺通結紮切離し，切離断端を術中迅速病理検査に提出する（図8b）。
▶ 癌の膵内胆管への上皮内進展が疑われる場合には，膵臓内に2cm以上追求し，十分に下流で二重刺通結紮切離する。

Q 内視鏡的経鼻胆管ドレナージ（ENBD）チューブや内視鏡的逆行性胆道ドレナージ（ERBD）チューブの扱いは？
▶ 内視鏡的経鼻胆管ドレナージ（ENBD）チューブが留置されている場合には切離前に抜去する。
▶ 内視鏡的逆行性胆道ドレナージ（ERBD）チューブが留置されている場合には，総胆管切開部からチューブを引き抜いた後，同様に結紮切離する。

Q 総胆管切離時の注意点は？
▶ 胆汁が腹腔内に漏出しないように，切開時はガーゼを敷いて胆汁を吸引しながら行う（図8b）。

図8 肝門部処理（左肝動脈が総肝動脈から分岐する症例）
a：右肝動脈の結紮と切離
b：十二指腸側胆管の結紮と切離
c：門脈右枝の処理

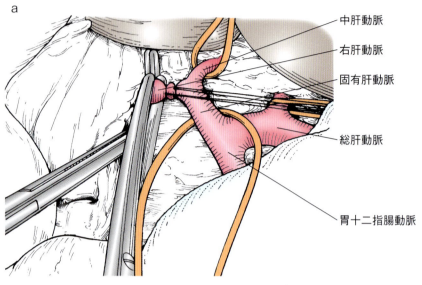

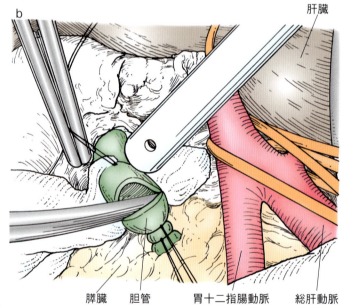

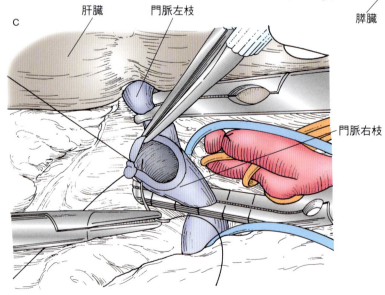

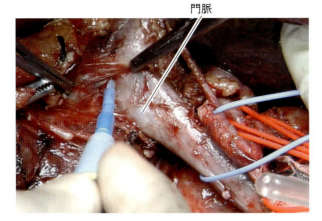

図9 門脈剥離層
門脈

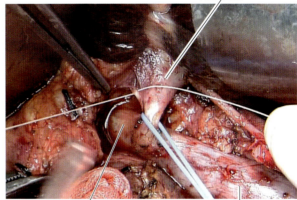

図10 尾状葉門脈枝の結紮切離
門脈左枝
門脈右枝　門脈

c. 門脈露出と門脈右枝の切離

Q 門脈剥離の層とコツは？

- 総胆管断端を頭・腹側へ牽引しながら，門脈本幹を外膜レベルでテーピングし，この層で剥離する。
- 外膜周囲の結合織は疎であり，鈍的に剥離しやすい（図9）。

Q 門脈剥離の範囲は？

- 門脈左枝を臍部まで露出する。門脈左枝周囲の結合織は本幹より硬く，密な場合が多い。
- 門脈左右枝の分岐部から門脈左枝の横走部背側より分岐する尾状葉門脈枝を1本ずつ丁寧に結紮切離する（図10）。切除側はサージカルクリップや超音波凝固切開装置を用いて行う。
- 門脈臍部の立ち上がり左側で，Arantius管の尾側端を結紮切離する。

Q 門脈右枝の処理は？

- 通常，肝門部領域胆管癌の右肝切除術や右肝三区域切除術では術前に門脈塞栓術を行っている。門脈本幹，右枝，左枝にそれぞれ血管鉗子をかけて右枝を切離し，本幹，左枝の内腔に血栓がないことを十分確認したうえで，切離端を横軸方向に5-0 モノフィラメント非吸収糸（プロノバ®）を用いた連続縫合にて閉鎖する（図8c）。
- 門脈左右枝分岐部や本幹に癌の浸潤を認める場合には，この時点で門脈切除を行い，再建は6-0 プロノバ®糸を用いて後壁 intraluminal，前壁 over and over にて行う。

Q 右肝三区域切除の場合のP4の処理は？

- 門脈臍部からS4へ向かう分枝を1本ずつ丁寧に結紮切離する（図11a）。
- 門脈臍部を少しずつ左側へ回転させ，分枝を処理していく。
- P4の処理が終わると，頭・背側を走行する胆管が露出され，門脈臍部左縁付近での胆管切離が可能となる（図11b）。

図11 右肝三区域切除術の場合のP4処理
a：門脈臍部からS4へ向かう分枝の処理
b：胆管の露出

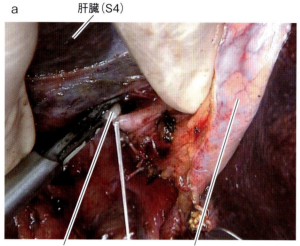
肝臓(S4)
門脈左内側区域枝(P4)　門脈臍部

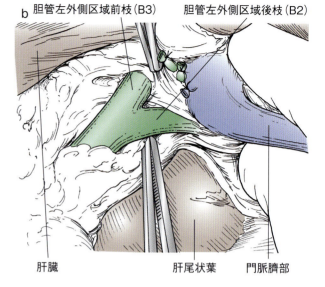
b 胆管左外側区域前枝(B3)　胆管左外側区域後枝(B2)
肝臓　　肝尾状葉　　門脈臍部

Step ❺
Focus 3　肝右葉脱転と短肝静脈処理

1. 手技のスタートとゴール
- 冠状間膜，三角間膜，肝横隔靭帯，肝腎間膜を切離した後，無漿膜野を剥離し肝右葉の脱転を行う．短肝静脈を下大静脈左側まですべて処理し，尾状葉を完全に遊離する（図12a, b）．

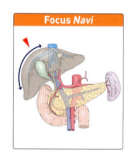
Focus Navi

2. 手技の習得

- **手技の概要**
  肝右葉周囲の間膜や靭帯を切離し，無漿膜野を剥離して肝右葉を腹左側に脱転・挙上する．下大静脈前面で短肝静脈をすべて処理し，尾状葉を下大静脈から完全に遊離する（▶③）．
- **手技習得のポイント**
  (1) 脱転操作は，肝実質や横隔膜に切り込まないように疎な結合織を切離する．
  (2) 短肝静脈は1本1本丁寧に剥離・結紮切離していく．

▶③
(動画時間00：50)

3. アセスメント
Q 肝頭側の間膜切離のコツは？
▶冠状間膜および三角間膜は，肝臓を尾側に圧排して肝表面に近い部分で切離していく．
▶右肝静脈および左中肝静脈共通幹を露出し，後の操作のために両静脈間を尾側に向かってある程度剥離しておく．

図12 短肝静脈の処理
a：下大静脈前面〜右側の短肝静脈の処理
b：下大静脈左側の短肝静脈の処理

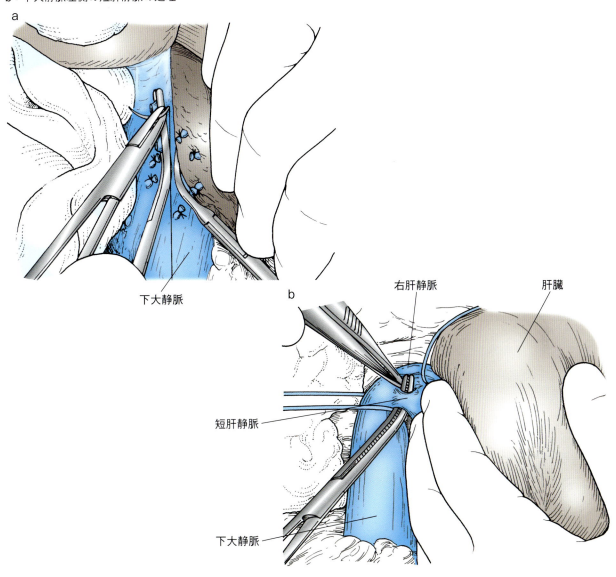

Q 肝右葉脱転操作のコツは？

▶肝右葉を挙上し，肝横隔靭帯，肝腎間膜を切離した後，無漿膜野を剥離して肝右葉の脱転を行う。

▶この操作は，肝右葉のみを腹側に挙上するのではなく，肝臓全体を左側に回転させるようにしながら行うのがコツである。

▶肝左葉の虚血や門脈再建時の血栓形成を防ぐため，肝圧排操作の時間には十分注意する。時々復帰させることが大事である。

Q 右副腎前面の処理は？

▶右副腎前面は，肝臓との間を電気メスにて剥離可能な場合もあるが，強固に癒着していることが多いため，下大静脈右側で鉗子を通し，剥離不可能な部分は副腎側を結紮してから肝臓との間を切離する。

▶副腎からの出血は，大きめのZ縫合数針で縫合止血する。

Q 短肝静脈の処理は？

▶下大静脈前面～右側の短肝静脈および下右肝静脈を1本ずつ丁寧に結紮切離する。
▶血管径が5mm程度以下の場合は単結紮でよいが，血管径が5mmより太い場合は二重刺通結紮を行うか，血管鉗子をかけて連続縫合にて閉鎖する（図12a）。

Q 右肝静脈のテーピングのコツは？

▶下大静脈頭側・右側で下大静脈靱帯を結紮切離し，右肝静脈根部を十分に剥離する。
▶右肝静脈下縁内側から頭側に向かって，下大静脈前面に鉗子を挿入する。
▶頭側はすでに剥離されており，ここに指を入れて誘導すれば，鉗子を容易に右肝静脈と中左肝静脈共通管の間に挿入することができる。

Q 下大静脈左側の短肝静脈処理は？

▶通常は下大静脈右側ならびに尾側からの視野にてすべて処理することが可能である。
▶門脈塞栓術後では，尾状葉が下大静脈背側まで肥大している場合が多いため，下大静脈にもテーピングをして牽引すると遊離しやすい（図12b）。

Q 左中肝静脈共通管のテーピングは？

▶もしArantius管頭側端を処理していなければ，この時点で結紮切離する。
▶肝切離時の肝静脈系出血に備え，左中肝静脈共通管をテーピングしておく。

Step ❻
Focus 4 肝離断

1. 手技のスタートとゴール

- 変色境界に沿って肝腹側・尾側縁から離断を開始する。
- 右肝切除術の場合は中肝静脈を露出させる面で肝臓を離断し，中肝静脈背側でArantius管方向へ離断面を変更する。右肝三区域切除術の場合は，Umbilical fissure veinを露出させる面で肝臓を離断する。
- ある程度肝離断が進んだところで右肝静脈を切離する。残りの肝切離を進め，胆管を切離して標本を摘出する（図13a～c）。

2. 手技の習得

● **手技の概要**
超音波切開装置やクラッシュ法などで肝臓を離断していく。途中，右肝静脈は切離し，尾状葉を右方へ牽引しながらArantius管周囲の結合織を切離し，胆管切除予定線に至る。胆管を切離し標本を摘出する（▶◀ 4）。

● **手技習得のポイント**
(1) 右肝切除術の場合，S4下は方形葉を切離していくためGlisson分枝を処理する必要があるが，それ以外は適切に葉間を離断すれば，中肝静脈の分枝以外を結紮する必要はほとんどない。
(2) 肝静脈の分枝は根部を丁寧に露出し，損傷しないよう丁寧に結紮切離する。

（動画時間 01：49）

図13 肝離断
a：中肝静脈右側壁の露出
b：自動縫合器による右肝静脈の切離
c：胆管切離

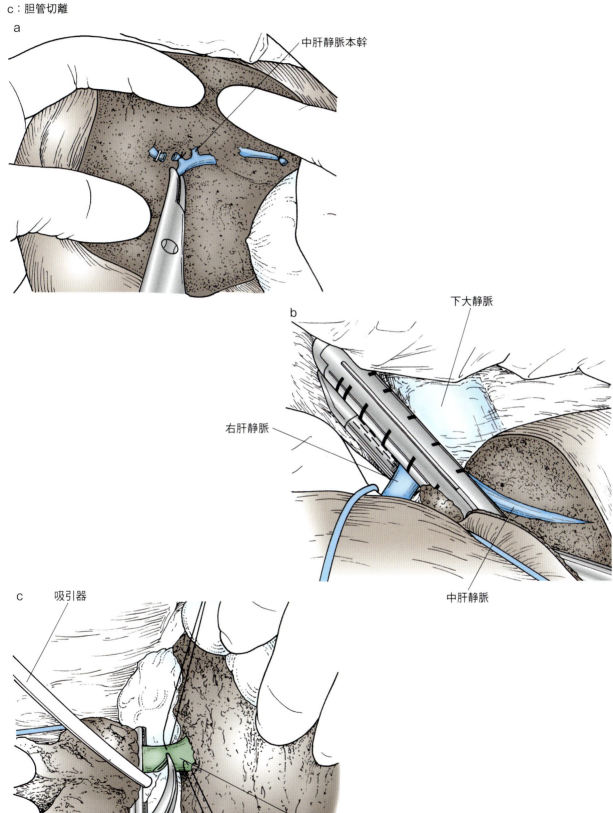

3. アセスメント

a. 肝離断

Q 肝離断時の流入血行遮断は？

▶ 1回目は10分間遮断・5分間開放，以降は15分間遮断・5分間開放を繰り返す。

Q 右肝切除術の場合の肝離断の方向とコツは？

▶ 頭側面はCantlie線（＝変色境界）に沿って，電気メスで肝被膜を切離する。
▶ 腹側および肝下面は胆嚢床左縁から門脈臍部立ち上がりに向けて切離する。
▶ 超音波吸引装置（CUSA，ソノペット等）の使用やペアンクラッシュ法（圧挫法）にて，腹側から頭側・背側に向けて肝切離を進める。
▶ 中肝静脈末梢または分枝を同定し，これを追って中肝静脈本幹に到達する。
▶ 途中，前区域をドレナージする分枝を結紮切離しながら中肝静脈右側壁を露出し，根部へ向かう（図13a）。
▶ 背側壁も露出するよう尾状葉ドレナージ分枝を数本結紮切離し，切離面をArantius管方向へ切り替える。

Q 右肝三区域切除術の場合の肝離断の方向とコツは？

▶ 変色境界から切離を始め，Umbilical fissure veinを露出しながら中肝静脈根部に到達する。

b. 右肝静脈切離

Q 右肝静脈切離のタイミングと方法は？

▶ 右肝切除術の場合は，中肝静脈根部が十分露出された時点で右肝静脈を切離（図14）すると，残りの肝切除が容易になる。
▶ 右肝三区域切除術の場合は，中肝静脈根部を二重刺通結紮切離（図15）してから右肝静脈を切離する。
▶ 右肝静脈に血管鉗子をかけて切離し，断端を4-0プロノバ®糸の連続縫合にて閉鎖する方法もあるが，筆者らは好んでステープラー（2.5mm厚）を用いている（図13b）。

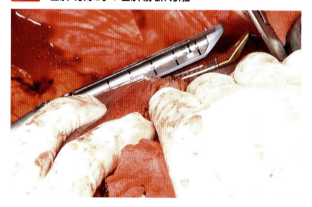

図14 右肝切除時の右肝静脈切離

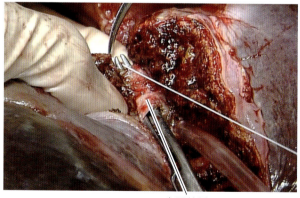

図15 右肝三区域切除時の中肝静脈切離

中肝静脈

Q 肝切離後半の方向とコツは？

▶肝切離後半は，切除肝の頭側から左示指または中指を Arantius 管に沿って背側に入れ，尾状葉を右方に牽引しながら行うと切離しやすい（図16）。

▶以上の操作により，胆管を残して肝切除が終了する。

c. 肝側胆管切離と標本摘出

Q 胆管切離時の注意点は？

▶尾状葉を肝右葉とともに右方に牽引し，尾状葉 Glisson 鞘が切除側に含まれるようにする。

▶切離予定線肝側胆管に支持糸をかけ，切除側の胆管に鉗子をかけた後，胆汁を吸引しながら胆管を切離する（図13c）。

▶断端は術中迅速病理検査に提出する。

▶右肝切除術の場合には中肝静脈（図17a）が，右肝三区域切除術の場合は Umbilical fissure vein（図17b）が切離面に全長にわたり露出される。

図16 尾状葉の牽引

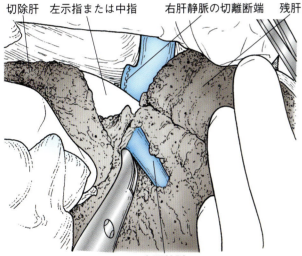
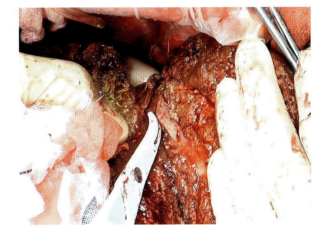

図17 胆管切離
a：中肝静脈の露出（右肝切除術の場合）
b：Umbilical fissure vein の露出（右肝三区域切除術の場合）

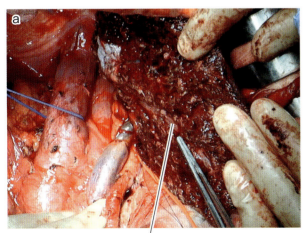
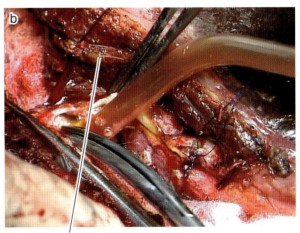

Step ❼
Focus 5 胆道再建

1. 手技のスタートとゴール
- Treitz 靱帯より約 20cm 肝門側の空腸をステープラーにて切離し，Roux-en Y 法にて空腸を結腸後経路で挙上する。空腸盲端より約 15cm の部位を胆管空腸吻合部とし，後壁，前壁の順に全層結節縫合を行って胆管空腸吻合を終了する（図 18a 〜 c）。

2. 手技の習得

> ◉ 手技の概要
> 可能であれば胆管は中隔形成を行い，1 孔として吻合する。後壁に胆管空腸全層結節縫合を施し，胆管チューブをそれぞれの胆管枝に留置して，前壁に同様に全層結節縫合を施す（🎥 5）。
>
> ◉ 手技習得のポイント
> (1) 右肝切除術の場合，S4 がひさしのように突出して吻合部が見えにくいため，肝円索を引き上げる，手術台をローテートするといった工夫をし，良好な視野で吻合を行うよう心掛ける。
> (2) 胆管壁が薄いと容易に裂けるため，手首や持針器の把持を柔らかくし，針の彎曲に沿って丁寧に運針する。

（動画時間 02：25）

3. アセスメント

Q 空腸の挙上ルートは？
▶ 横行結腸間膜の中結腸動静脈右側を切開し，十二指腸右側で Roux-en Y 法にて空腸を結腸後経路でに挙上する。

Q 胆管の形成は？
▶ 右肝切除術の場合，胆管は B2，B3，B4 の 3 孔，あるいは B3 + 4，B2 の 2 孔，B4，B2 + 3 の 2 孔となることが多いが，他のバリエーションもある。
▶ 右肝三区域切除術の場合は B2，B3 の 2 孔〜 4 孔程度となる。
▶ いずれも，胆管形成が可能であれば中隔形成し 1 孔として再建する（図 19a，b）。
▶ 胆管径が細い場合には中隔を形成後，切開する。

Q 胆管ドレナージチューブ留置はどのように行うのか？
▶ 胆汁ドレナージチューブは，原則的にすべての胆管に留置する。胆管径が 2mm 以上であれば RTBD チューブを，2mm 以下であれば Atom チューブ等を用い，空腸切開孔よりチューブを挿入して盲端側から約 5cm 出しておく。

Q 胆管空腸吻合の方法とコツは？
▶ 筆者らは通常，胆管の門脈側壁を後壁として吻合する。
▶ 70cm の両端針糸付き 5-0 モノフィラメント吸収糸（PDS® Ⅱ RB-1）にて空腸の上・下縁に縫合糸をかけ，これは結紮せず空腸は直角鉗子等にて支持しておく（図 18a）。
▶ 次に 5-0 PDS® Ⅱ片端針糸にて，縫合しづらい下縁より，空腸内外〜胆管後壁外内と全

図18 胆道再建

a：胆管空腸吻合の開始
b：胆管と空腸の全層結節縫合
c：胆管チューブ固定完了時

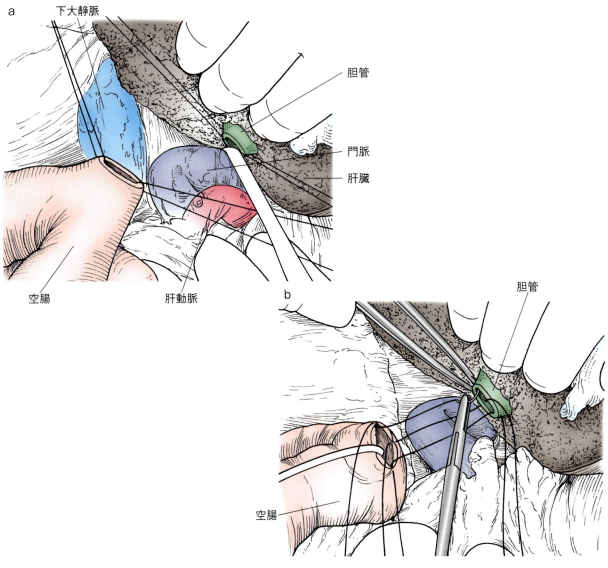

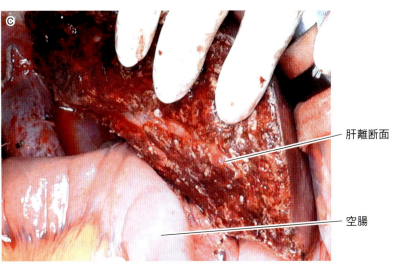

図19 胆管の形成
a：胆管中隔形成
b：形成完了時

a

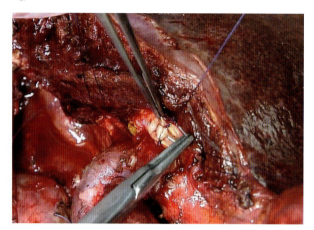

b

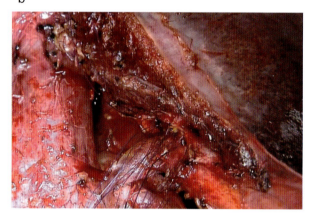
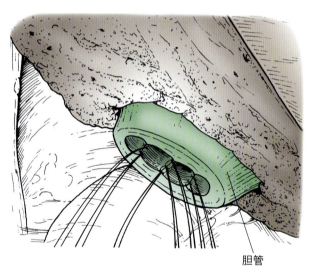

胆管

層結節縫合を行っていく（図18b）。
▶空腸側はバイト3～4mm，ピッチ2mm程度とし，胆管側は大きさや壁の厚さにもよるがバイト2mm，ピッチ1～2mm程度とする。
▶結紮前の糸は，糸整理器を用いる，アリス鉗子等で順に把持するなどして整理しておく。

Q 胆管チューブの固定は？

▶両端を除く下縁の糸から順次結紮するが，各胆管の後壁中央の糸はチューブ固定用に残しておく（図20a）。
▶この糸に5-0バイクリルラピッド®糸を結紮し，その糸をチューブに回してからチューブ先端を胆管内に挿入した後，結紮してチューブを固定する（図20b）。
▶前壁も同様に下縁から空腸外内～胆管内外と全層結節縫合を行い（図20c），すべて縫合してから順に結紮する（図18c）。
▶盲端側から出したチューブ類周囲にタバコ縫合を施し，さらにWitzel縫合を約10cm施す。
▶最後に胆管空腸吻合部より約40cm肛側で，空腸空腸端側吻合をAlbert-Lembert吻合にて行う。

Step ❽
Knack ドレーン留置とチューブ類の腹壁固定

- 右横隔膜下と Winslow 孔に 19Fr.blake ドレーンを留置し，体外に誘導して固定する。胆管チューブ類も体外に誘導し，空腸盲端を腹壁に固定するとともにチューブ類もそれぞれ固定する。

図20 胆管チューブの留置と固定
a：胆管後壁縫合結紮後
b：胆管チューブ留置
c：胆管前壁縫合

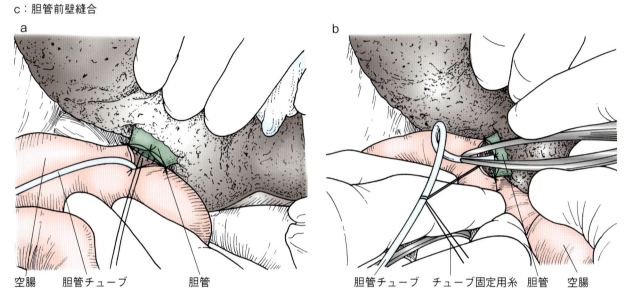

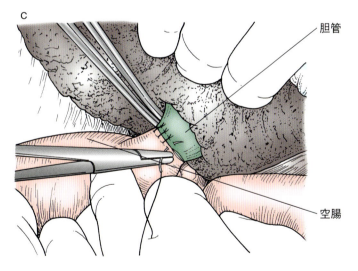

Ⅳ トラブル・シューティング！

- すべてのトラブルが致命的となる可能性があるため，トラブルを起こさないよう丁寧な操作を心がけることが肝要である．

術中出血

Q 術中出血の好発部位はどこか？
▶リンパ節郭清部位
▶短肝静脈処理部位
▶肝切離時の肝静脈系出血

Q 術中出血の原因は？
▶膵頭後面は，剥離層が深すぎて周囲血管を損傷したり，リンパ節に流入する細い血管を損傷することで出血をきたす．また，胆管炎の影響で肝十二指腸間膜全体に炎症が波及したり，側副血行路が発達することにより出血する場合もある．
▶短肝静脈は，太さを誤認して静脈自体を損傷したり，肝被膜を損傷することにより出血する．
▶Pringle 法を行っている場合，肝離断時の出血は主に肝静脈系であり，細い分枝の損傷や引き抜け，太い分枝の分岐部損傷などにより出血する．

Q 術中出血の予防法は？
▶リンパ節郭清や短肝静脈処理は，丁寧な操作を心掛ける．
▶肝離断時は，麻酔医と相談して中心静脈圧を下げる，予め中左肝静脈共通管をテーピングし遮断する，等の処置により予防可能と考える．

Q 術中出血時の対応は？
▶リンパ節郭清中の出血は，むやみに焼灼したり針糸をかけたりせず，圧迫して止血を待つか，勢いを抑えてからピンポイントで止血する．
▶短肝静脈損傷は大出血を引き起こす可能性もあるが，圧迫等で出血をある程度コントロールし，下大静脈や短肝静脈根部周囲を血管鉗子で遮断してから，落ち着いて縫合止血する．肝臓側からの出血は，Z 縫合にて止血する．
▶肝静脈は，末梢であれば圧迫した後に縫合止血する．中肝静脈本幹からの分枝の引き抜けや，分岐部が裂けた場合は，中肝静脈根部を遮断し，周囲実質を破砕して出血部位を確認した後，丁寧に縫合止血する．

肝門部領域胆管癌に対する左肝切除術

水野隆史，江畑智希，梛野正人　名古屋大学大学院医学系研究科腫瘍外科学

> ⚠ **手術手技マスターのポイント**
> 1. 肝十二指腸間膜のリンパ節郭清は温存すべき肝動脈や門脈に沿うように郭清を進め，腫瘍が存在する胆管に郭清の切離線が近づかないようにする。
> 2. 尾状葉を下大静脈から授動する際は，下大静脈の外膜の層をたどるように操作する。
> 3. 肝離断においては，肝右葉〜肝左葉間の肝離断面と肝右葉〜尾状葉間の肝離断面の方向を考慮し，その境界線である中肝静脈を境に離断する。

I　手術を始める前に

1. 手術の適応（臨床判断）

(1) 適応となる場合
- 左側優位のBismuth type Ⅲ型（Bismuth Ⅲb型）肝門部領域胆管癌症例。
- Bismuth type Ⅰ／Ⅱ型胆管癌で左葉体積が小さい乳頭型肝門部領域胆管癌症例。

(2) 適応としない場合
- Bismuth Ⅲa型・右側優位のBismuth Ⅳ型胆管癌症例。
- 左側優位のBismuth type Ⅳ型で右側肝内胆管二次分枝より肝側への癌進展を認める症例。

2. 手術時の体位と機器
- 水平位，仰臥位をとる。肝離断時の肝静脈圧を下げるために頭側挙上位（逆トレンデレンブルグ体位）にすることもある（図1）。

図1 体位と機器

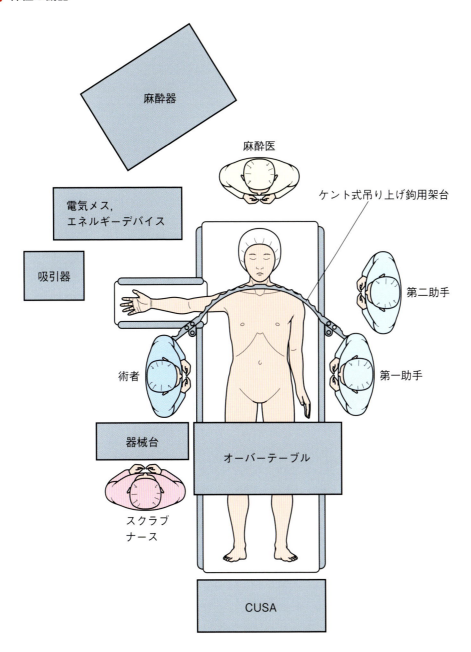

3. 腹壁創

- 上腹部正中切開に右横切開を加える逆L字切開を基本とする。横切開創を大きくするより，正中切開を頭側に大きくし，胸骨剣状突起を切除するほうが，肝静脈流入部を正面視できるため術中視野が良好となる（図2）。

4. 周術期のポイント

(1) 術前

- 閉塞性黄疸症例では，減黄前にmulti-detector row CT（MDCT）検査を行い，大まかな肝切除術式（左側・右側の別など）を決定したうえで予定残肝である左側肝の胆道ドレナージを行う。
- 胆道ドレナージの手段としては，原則的に内視鏡的経鼻胆道ドレナージを行う。定期的に腹部超音波検査を施行し，残肝側である右側肝内胆管のドレナージ不良が確認された場合は，追加のドレナージを考慮する。
- 胆道ドレナージチューブから多量（＞1L/日）の胆汁が排出される症例では，外瘻胆汁が廃棄され続けると高度の脱水や電解質異常を生じる。また，閉塞性黄疸症例では腸管粘膜の透過性が亢進しているが，外瘻胆汁を返還することにより腸管粘膜の透過性が改善するため，生理的にも外瘻胆汁は返還するのが望ましい。
- 外瘻胆汁の細菌培養を定期的に行い，周術期における予防的抗菌薬および術後感染に対する治療的抗菌薬選択の参考にする。

図2 腹壁創

逆L字切開を基本とする。正中切開は，胸骨剣状突起付着部より二横指頭側から臍直上まで行い，胸骨剣状突起を切除する。横切開創は，右側前腋窩線まで切開する。

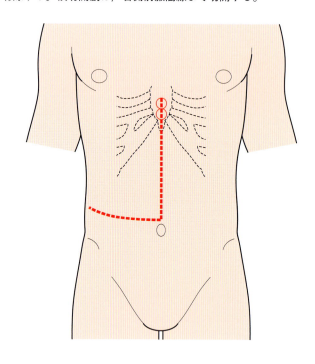

(2) 術後

- 肝左葉・尾状葉切除術の肝切率は35〜40%程度であり，術後肝不全の発症率は低い。しかしながら，術後の重症胆管炎や腹腔内膿瘍などの細菌性合併症は致死的な重症肝不全の原因となる可能性もあるため，このような合併症に対する慎重なモニタリングが必要である。
- 肝離断面または胆管空腸吻合部からの胆汁漏は腸内細菌を含んでいることが多い。胆汁漏発生時には効果的なドレナージが必須となるため，手術時にドレーンが適切な位置に挿入されていることが重要である。また感染徴候が疑われる場合には，ドレナージ不良な液体貯留の検索のためにCT検査をためらわず速やかに行う。

II 手術を始めよう──手術手技のインデックス！

1. 手術手順の注意点

- 標準的な手術手順を以下に示す。
- 門脈または右肝動脈の浸潤が疑われる場合，Step ❷-e の操作を先行し切除の可否を確認する。

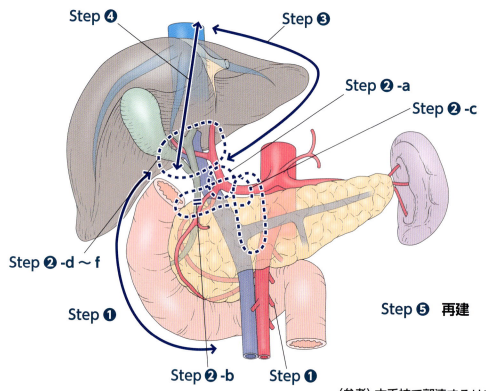

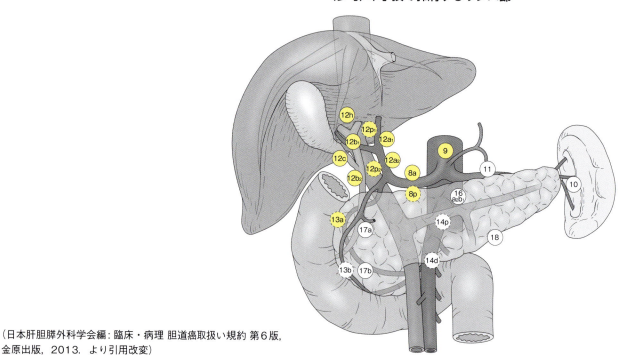

〈参考〉本手技で郭清するリンパ節

(日本肝胆膵外科学会編：臨床・病理 胆道癌取扱い規約 第6版，金原出版，2013．より引用改変)

2. 実際の手術手順

[Focus は本項にて習得したい手技（後述）]

Step ❶ (p.34) Kocher授動術と大動脈周囲リンパ節の検索 *

Step ❷ 肝十二指腸間膜の郭清と血管処理
- (p.34) a. 総肝動脈・胃十二指腸動脈・固有肝動脈のテーピング *
- (p.34) b. 総胆管のテーピング・切離（図 A） Focus 1
- (p.37) c. No.13a, No.12, No.8, No.9 リンパ節の郭清 *
- (p.37) d. 固有肝動脈のskeletonization, 左右肝動脈分岐部のテーピング *
- (p.37) e. 右肝動脈末梢側および左右門脈の同定・テーピング Focus 2
- (p.40) f. 肝動脈と門脈のskeletonization（図 B） Focus 3

Step ❸ (p.42) 肝左葉・尾状葉の授動（図 C） Focus 4

Step ❹ 肝離断
- (p.44) a. 肝離断（肝右葉〜肝左葉間）と左肝静脈の切離 Focus 5
- (p.46) b. 肝離断（肝右葉〜尾状葉間）と肝側胆管の切離 Focus 6

Step ❺ (p.47) 再建 *

＊ここでは簡単に手技のコツ（ Knack ）を示します。

A: 胆嚢　門脈　固有肝動脈　No.8a／総肝動脈／総胆管／No.12b／No.12p／後上膵十二指腸動脈／胃十二指腸動脈

B: 門脈左枝切離部／門脈／右肝動脈前区域枝　右肝動脈後区域枝／左肝動脈切離部

C: 肝左葉外側区域／尾状葉／下大静脈

Ⅲ 手技をマスターしよう!

Step ❶
Knack Kocher授動術と大動脈周囲リンパ節の検索

- 視野が不良である場合,結腸肝彎曲部を切離して軽く授動することにより視野が良好となる。
- 肥満症例や術前の胆管炎の影響で正確な層構造の把握が難しい場合には,Winslow孔の尾側を形成する膜を切開し,下大静脈の前面を広く露出するとよい。
- Kocher授動の際は,No.$16a_2$リンパ節とNo.8pやNo.9のリンパ節の境界部をしっかり分離することにより,後のリンパ節郭清が容易となる。
- 大動脈周囲リンパ節には太いリンパ管が流入しているので,No.$16a_2$intおよびNo.$b_1$intリンパ節のサンプリングの際はリンパ漏を引き起こさないよう,確実にリンパ管を結紮する。

Step ❷-a
Knack 総肝動脈・胃十二指腸動脈・固有肝動脈のテーピング

- No.8aリンパ節を郭清すると,その背側に神経叢に包まれた総肝動脈と胃十二指腸動脈が透見される(図3a)。
- 神経叢を動脈の走行に沿って切離すると動脈の外膜が露出されるので,動脈を全周性に剥離し,テーピングする。
- 胃十二指腸動脈や固有肝動脈分岐部付近から右胃動脈が分岐することが多いので,確実に結紮する。
- 胃十二指腸動脈と固有肝動脈分岐部の背側には門脈や右胃静脈が存在しているため,これらの門脈系静脈を損傷しないように,慎重な鉗子操作が必要である。

Step ❷-b
Focus 1 総胆管のテーピング・切離

1. 手技のスタートとゴール
- 総胆管を膵上縁レベルで切離する(図3b)。

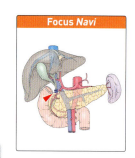
Focus Navi

2. 手技の習得

> **● 手技の概要**
> 膵頭部上縁(肝十二指腸間膜の下縁)で総胆管を切離する。切離断端を術中組織診に提出し,十二指腸側総胆管断端はモノフィラメント吸収糸にて縫合閉鎖する。迅速診断が陽性であった場合,膵内胆管を2cm程度追加切除する。十二指腸側への腫瘍進展が疑われる場合は,十分な切離マージンを確保するために膵臓内に総胆管を追求してから切離する。

図3 動脈のテーピングと総胆管の切離
a：総肝動脈・胃十二指腸動脈・固有肝動脈の同定
b：総胆管の切離

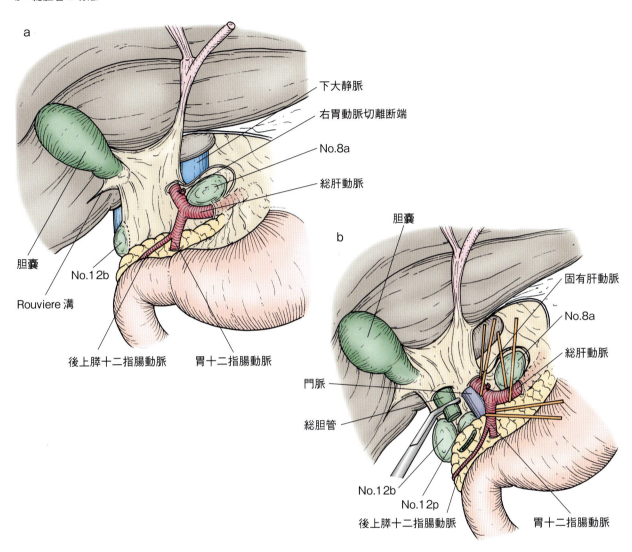

> ● **手技習得のポイント**
> (1) 膵頭部を腹側・尾側に軽く牽引しつつ，No.12bリンパ節を損傷しないよう総胆管のテーピングを行う（🎥①）。
> (2) 膵臓内に胆管を追求する場合，腹側の膵実質と総胆管の間から剥離すると適切な剥離ラインに入りやすい。

(動画時間 03：42)

3. アセスメント
Q 総胆管を安全にテーピングするには？
▶十二指腸が十分に授動されていれば，膵頭部が展開され，総胆管の腹側面を確認することが容易となる。膵上縁レベルの総胆管は，その腹側・尾側は膵実質および上後十二指腸動脈（PSPDA），右側は比較的よく目立つ総胆管周囲リンパ節（No.12b）と接している。No.12bリンパ節の尾側は膵頭部に接しているため，このリンパ節を確実に郭清するために膵頭部実質を露出するように慎重に剥離する。No.12bリンパ節が膵頭部から

図4 膵上縁レベルでの総胆管のテーピング

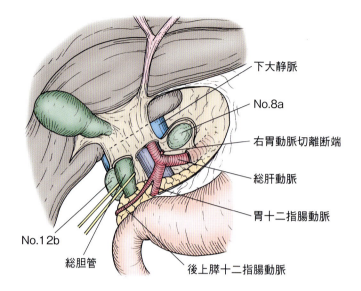

十分に剥離されれば，総胆管の右側から背側壁が露出されるので，ここから鉗子を挿入すると比較的容易に総胆管がテーピングできる（図4）。

Q 総胆管の切離位置は？

▶腫瘍が肝門部に限局していればテーピングした位置でそのまま総胆管を切離しても問題ないが，十二指腸側胆管への腫瘍進展がある程度想定される場合には，テーピングした位置から膵内胆管を追求して切離する。

Q 膵内胆管の剥離のコツは？

▶総胆管切離を膵内胆管レベルで行う場合，総胆管腹側と膵頭部との境界は比較的容易に確認できるので，総胆管腹側から始めるとよい。膵内胆管には膵頭部から小血管が流入しているため，確実に結紮切離する（図5）。

図5 膵内胆管に流入する動脈枝

膵内胆管を追求して切離する場合，膵頭部から胆管に流入する動脈枝（→）が存在しているため，確実に結紮切離する。

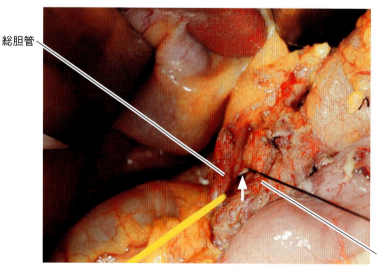

Q 術前挿入されていた胆道ドレナージチューブは総胆管切離時に抜去してよいのか？

▶ 術前に内視鏡的胆道ドレナージチューブが挿入されている場合，総胆管切離時にこのチューブを抜去し，代わりに胆管断端より術中胆道ドレナージ用のチューブを挿入する。標本摘出までには相当な時間を要するため，この時点で胆道ドレナージが適切に行われていることが術中の菌血症予防のために重要である。

Step ❷-c
Knack No.13a，No.12，No.8，No.9 リンパ節の郭清

- 総胆管を切離すると，膵頭部，十二指腸および門脈と郭清すべき周囲のリンパ節との間に隙間が生じる。門脈を腹側に軽く牽引しながら膵頭部背面の膵実質から No.13a および No.12（No.12p）を郭清する。膵実質からかかるリンパ節に向かう血管を丁寧に処理する。

Step ❷-d
Knack 固有肝動脈の skeletonization，左右肝動脈分岐部のテーピング

- 固有肝動脈腹側の組織を観音開きにして十分な視野を確保しつつ，全周性に固有肝動脈を skeletonization する。
- 総胆管や周囲組織を栄養する細い動脈枝が存在するので，丁寧に結紮切離する。

Step ❷-e
Focus 2 右肝動脈末梢側および左右門脈の同定・テーピング

1．手技のスタートとゴール
- 右肝動脈を総肝管の右側でテーピングする（図6）。

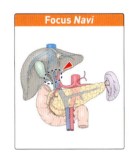

Focus Navi

2．手技の習得

> ● **手技の概要**
> 右後区域 Glisson 鞘の肝内流入部の指標である Rouviere 溝前面の漿膜を切開し，右後区域肝動脈・門脈を同定してテーピングする。右肝動脈後区域枝を中枢側へ剥離し，右前後区域肝動脈分岐部および右肝動脈をテーピングする。
>
> ● **手技習得のポイント**
> （1）Rouviere 溝の切開は肝臓に近い部位で行う。右前後区域肝動脈の分岐形態は，右肝動脈後区域枝が右門脈の尾側・腹側を通過する infraportal type，頭側背側を通過する supraportal type があるため，術前にこれらの肝動脈の解剖を十分に理解しておくことが重要である（図7）。

図6 右肝動脈末梢側の同定・テーピング
a：胆嚢頸部背側のRouviere溝を観察し，前面の漿膜を切開する（図中赤矢印は切離線を示す）。
b：右肝動脈後区域枝がテーピングされ，背側に門脈右枝が観察される。

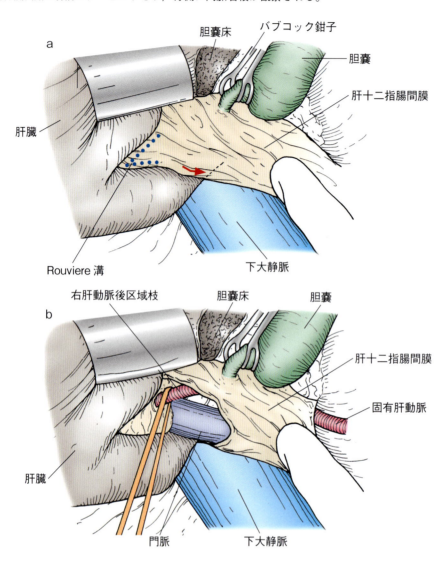

3. アセスメント

Q 右肝動脈を確実に同定するポイントは？

▶右肝動脈後区域枝がinfraportal typeの場合，右肝動脈後区域枝は門脈の前面を走行しているため，比較的容易に同定が可能である。一方，右肝動脈後区域枝がsupraportal typeの場合，門脈前面には右肝動脈後区域枝が存在しないため，胆嚢動脈を中枢に追求することにより右肝動脈を確認することができる。

Q 術野展開が不良の場合はどうしたらよいか？

▶術野展開が不良の場合，Rouviere溝の切開線を肝十二指腸間膜背側方向に延長する。それにより右門脈壁から主幹門脈壁右側を容易に，かつ広く露出することが可能となり，同部位の視野展開が容易となる。また，胆嚢を胆嚢床から遊離するとさらに視野が良好になるが，胆嚢が炎症性に肥厚している場合には，Rouviere溝に切り込んで肝動脈を損傷しないように注意する。

図7 右肝動脈後区域枝（RPHA）走行のバリエーション

a：infraportal type
　RPHAが門脈右枝の尾側・腹側を通過する。このtypeではRouviere溝を切開することにより同定・テーピングが可能である。
b：supraportal type
　RPHAが門脈右枝の頭側・背側を通過する。このtypeでは右肝動脈を確認後，肝門側でRPHAが同定される。

RPHA：right posterior hepatic artery，右肝動脈後区域枝
MHV：middle hepatic vein，中肝静脈

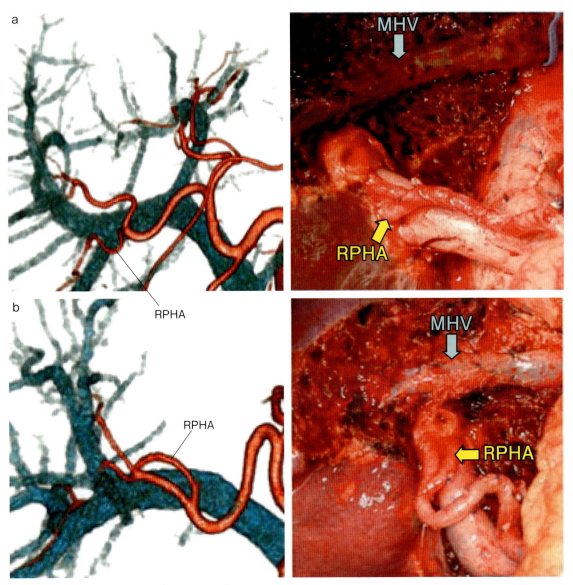

（Yoshioka Y, et al: "Supraportal" right posterior hepatic artery: an anatomic trap in hepatobiliary and transplant surgery. World J Surg 2011; 35: 1340-4. より引用改変）

Q ピットフォールは？

▶剥離した胆嚢を腹側に牽引することにより，間接的に胆管が腹側に牽引されるため，さらに視野は良好となる。しかし，胆嚢動脈が処理されていない場合，胆嚢動脈を介して右肝動脈も同じように腹側に牽引されるので，動脈を損傷しないように注意が必要である。

Step ❷-f
Focus 3 ▶ 肝動脈と門脈の skeletonization

1. 手技のスタートとゴール
- 右肝動脈と門脈を全長にわたり剥離し，門脈左枝・左肝動脈を切離する（図8）。

図8 肝動脈と門脈の skeletonization
a：右肝動脈を背側から skeletonization する。
b：左肝動脈・門脈左枝を切離する。右肝動脈および門脈を肝門部胆管より十分剥離する。

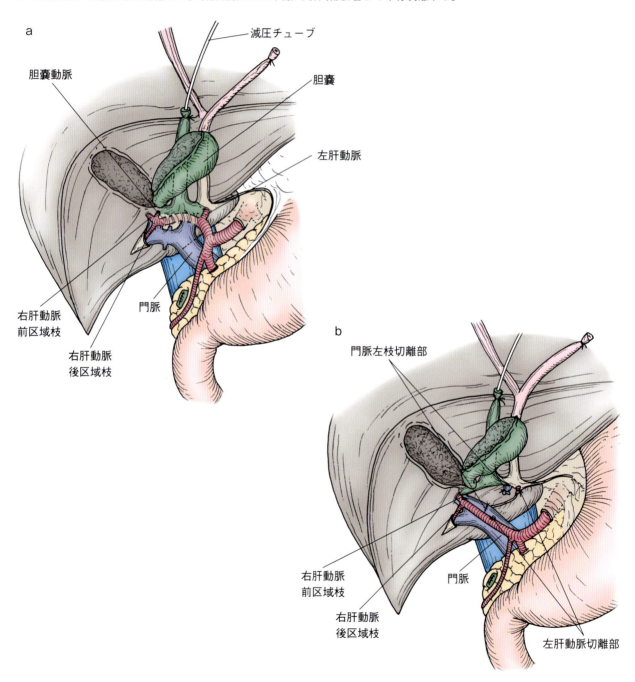

2. 手技の習得

- **手技の概要**
  右肝動脈が総胆管と交差する部位の中枢および末梢側にかけたテープの間を剥離し，右肝動脈を全長にわたり skeletonization する。尾状葉門脈枝を結紮切離し（図9），門脈左右枝をテーピングした後，門脈左枝を切離する。

- **手技習得のポイント**
  右肝動脈は通常，肝十二指腸間膜の左側から右側に向かって総胆管の背側（まれに腹側）を通過する。右肝動脈の skeletonization は総胆管と接する部分の反対側から始めるとよい。術前に右肝動脈の解剖を十分に理解しておくことが重要である。

3. アセスメント

Q 右肝動脈の skeletonization はどこから行うのか？

▶右肝動脈が総胆管の腹側を走行している場合は肝十二指腸間膜の腹側より skeletonization を進める。

▶右肝動脈が総胆管の背側を通過している場合はいったん門脈の前面に沿って剥離を進め，右肝動脈を総胆管側につけて剥離した後，背側より右肝動脈を skeletonization する。

Q 剥離のピットフォールは？

▶左右肝動脈の分岐部から右前後区域動脈が肝門部に入るまでには，胆嚢動脈，胆管への動脈枝，尾状葉動脈枝，独立して分枝する右前後区域尾側亜区域枝などが存在する。温存すべき動脈枝を確実に温存しつつ，切離すべき動脈枝を結紮切離する。

Q 門脈を胆管から剥離することが難しい場合は？

▶門脈左右分岐部頭側の視野が不良な場合，または胆管と門脈の間の剥離が難しい場合は無理にテーピングしようとせず本操作を後回しにする。肝離断を行った後，肝門部の視野が展開されてから改めて剥離を試みる。

図9 尾状葉門脈枝のテーピング
左右門脈分岐部からは複数本の尾状葉門脈枝が分枝している。そのほとんどは門脈の頭側背側に向かって分枝しているため，術者からの視野がとりづらい。

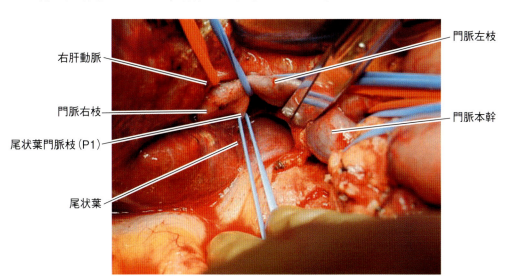

Step ❸
Focus 4 肝左葉・尾状葉の授動

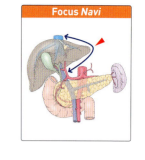

1. 手技のスタートとゴール
- 尾状葉を下大静脈左側より下大静脈右縁まで授動する（図10）。

図10 尾状葉の下大静脈からの別離
a：肝左葉外側区域を授動し，小網を切離すると尾状葉が正面視される。
b：尾状葉が下大静脈より授動され，肝部下大静脈がその右縁まで露出される。

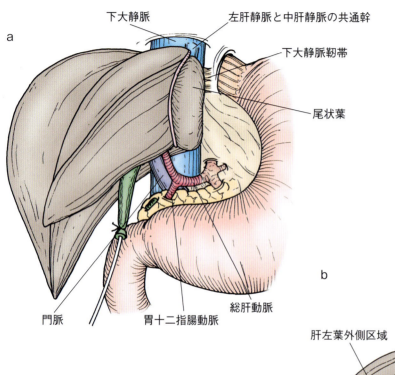

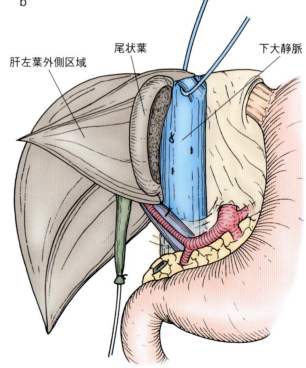

2. 手技の習得

● **手技の概要**
左冠状間膜および三角間膜を切離し，肝左葉外側区域を右側に授動する．小網を十分に切離して尾状葉（Spiegel 葉）を直視できるように視野展開を行う．左下大静脈靱帯を切離した後，尾状葉から下大静脈に流入する短肝静脈を結紮切離し，下大静脈から授動する（ 2）．

● **手技習得のポイント**
(1) 尾状葉の左側・頭側に存在する左下大静脈靱帯を確実に処理する．
(2) 下大静脈の損傷を恐れて剥離ラインが肝臓側に寄ると尾状葉の肝被膜や肝実質を損傷するため，下大静脈外膜前面の層から離れないように剥離する．
(3) 術前の胆管炎に伴い尾状葉と下大静脈の炎症性癒着が高度の場合，肝離断を先行して行い，左肝静脈を切離した後に尾状葉と下大静脈の間の剥離を行うことを考慮してもよい．

（動画時間 02：50）

3. アセスメント

Q 尾状葉授動終了のランドマークは？

▶左肝切除の場合，尾状葉と肝右葉の境界は下大静脈右縁のレベルになる．短肝静脈の処理が不十分な場合には，肝右葉〜尾状葉間の肝離断時の静脈性出血が多量になり，また，尾状葉の授動が不十分な場合には肝側胆管の切離ラインが肝門側にずれてしまうので注意する．

Q 尾状葉が大きく視野がうまく確保できない場合は？

▶下大静脈腹側面に位置する尾状葉（Spiegel 葉）が大きく，下大静脈に巻き付いているような症例では，患者の左側から無理に尾状葉を授動しようとせず，尾側・右側から尾状葉と下大静脈の授動を始めると下大静脈前面の層に入りやすい．

Step ❹-a
Focus 5 肝離断（肝右葉〜肝左葉間）と左肝静脈の切離

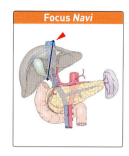

1. 手技のスタートとゴール
- 肝離断線上に中肝静脈を露出し，中肝静脈の下大静脈合流部に合流する左肝静脈をテーピングする（図11）。

図11 肝右葉〜肝左葉間の肝離断
a：Rex-Cantlie 線上に出現している肝阻血域と非阻血域の境界線（demarcation line）に沿って肝離断線を設定する。
b：中肝静脈を下大静脈合流部まで露出し，中肝静脈の下大静脈合流部に合流する左肝静脈をその合流部でテーピングする。

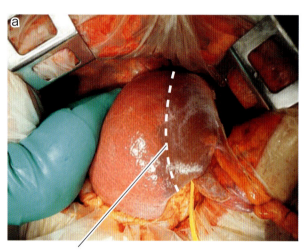

demarcation line

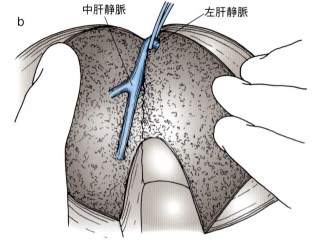

中肝静脈　左肝静脈

2. 手技の習得

● **手技の概要**
Rex-Cantlie 線上に出現している肝阻血域と非阻血域の境界線（demarcation line）に沿って肝臓を離断し，中肝静脈を同定する。中肝静脈を下大静脈合流部まで露出し，下大静脈に合流する左肝静脈をその合流部でテーピングして切離する（▶3）。

● **手技習得のポイント**
尾側離断面上で確実に中肝静脈を確認し，確実にトレースしながら肝離断を行う。

▶3

（動画時間 03：08）

3. アセスメント
Q 肝離断面の形成はどのように行うのか？

▶ 肝表面の Rex-Cantlie 線上に出現する demarcation line に沿って肝離断を開始するが，離断が進むと離断面がどちらかにずれてしまう可能性がある。肝切除に習熟していない場合には，視野が狭くなり，肝臓を離断する部位にのみ視線が集中してしまう。そのため，視野を広く確保し，離断面全体をバランスよく眺めながら操作するとよい。

図12 肝離断の大まかな流れ

肝尾側の領域から三角形状に(a)の領域の肝離断を行い，中肝静脈の末梢側(V5)を同定する。次に頭側腹側(b)の領域の肝離断を行い，中肝静脈下大静脈流入部まで至る。左肝静脈を切離後，肝右葉〜尾状葉間(c)の領域の肝離断を行う。最後に右尾状葉突起〜右後区域間(d)の領域の肝離断を行う。

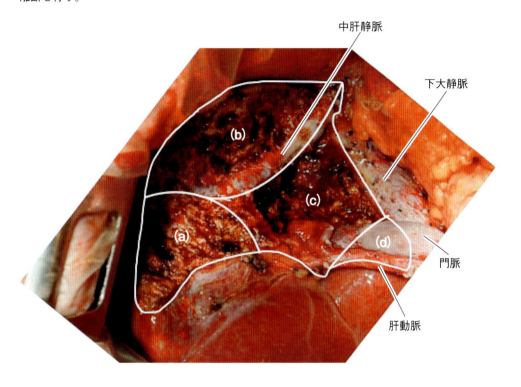

Q 肝離断はどのような順に行うとよいのか？

▶肝離断全体の大まかな流れを図12に示す。

▶まず，尾側の(a)の領域から離断を開始する。肝前面からのみではなく肝下面側からも離断し，三角形状に離断しながら中肝静脈の末梢側(V5)を同定する。

▶次に，中肝静脈を露出した後，頭側腹側(b)の領域の肝離断を行い，中肝静脈下大静脈流入部まで至る。

▶左肝静脈を切離後，次項で述べる肝右葉〜尾状葉間の切離を頭側より行う。

▶最後に，右尾状葉突起〜右後区域間(d)の領域の肝離断を行う。

Step ❹-b
Focus 6 肝離断（肝右葉〜尾状葉間）と肝側胆管の切離

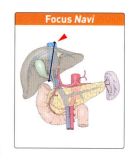

1. 手技のスタートとゴール
- 肝側胆管が切離され，標本を摘出する（図13）。

2. 手技の習得

◉ **手技の概要**

中肝静脈流入部背側でArantius管を切離する。これまで露出した中肝静脈までの切離面から方向を切り替え，その背側の処理に移る。中肝静脈を時計回りに背側に回り込むようにして下大静脈右縁方向に離断を進める。肝離断が終了した後，肝側胆管を切離し，標本を摘出する（）。

◉ **手技習得のポイント**
(1) 「肝左葉・尾状葉の授動」の項（p.42）でも述べたように，肝右葉と尾状葉との境界は下大静脈右側縁のレベルであるため，中肝静脈を時計回りに半周程度回り込むように露出する。
(2) 肝右葉〜尾状葉間の肝離断は，中肝静脈のラインから下大静脈右縁に向かう面となるため，これまでより腹側〜背側方向に平行になるように離断面を意識的に変化させる。

図13 肝離断（肝右葉〜尾状葉間）の肝離断
肝右葉〜尾状葉間の肝離断が終了し，標本が肝側胆管（総胆管）のみでつながっている状態となる。

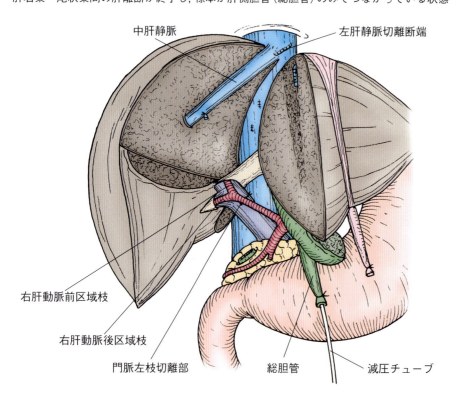

3. アセスメント

Q 肝右葉〜尾状葉の離断ラインがわかりにくい場合は？

▶ 離断方向が把握しづらい場合には，下大静脈右縁に沿わせるように尾状葉の背側に左示指を挿入し，この指をガイドにして肝離断を行う．

Q 肝離断時のピットフォールは？

▶ 肝右葉〜尾状葉間の肝離断を行う際，助手が切除側の肝臓を左側・腹側に牽引しつつ肝離断を行う．この場合，助手の牽引が強すぎると離断面が肝右葉側に傾き，弱すぎると尾状葉側に傾いてしまう．助手に適切な力で肝臓を牽引するように適宜指示しつつ肝離断を進めるとよい．

Q 肝側胆管切離のピットフォールは？

▶ 肝側胆管切離直前の段階では，すでに胆管のみで切除側の肝臓がつながった状態となっている．切除終了直前でもあり，肝側胆管がテーピングされるとすぐに切離したくなるが，ここで再度，予定した肝側胆管切離部位で確実に他の脈管，特に肝動脈が胆管から剥離されていることを確認する．

Step ❺
Knack 再建

- 空腸を Treitz 靱帯より約 20cm 肛門側で切離する．
- 横行結腸間膜に小孔を開け，網嚢腔を通して空腸を頭側に挙上する（後胃後結腸経路）．この経路は内臓脂肪の量にかかわらず，余裕をもって挙上することが可能である．
- 胆管－空腸吻合は 5-0 モノフィラメント吸収糸で行っている．空腸側の吻合孔を作成する際には吻合する胆管（総胆管）の約 60％ の大きさにとどめておくとサイズを合わせやすい．

トラブル・シューティング！

- 肝左葉・尾状葉切除術におけるトラブル・シューティングとしては，術中の各局面における出血に対する対応が重要である．肝離断中の出血については他の肝切除術と同様であるので本項では割愛する．

術中出血

Q 術中出血の好発部位は？

▶術中出血の好発部位は，①肝門部の尾状葉門脈枝，②尾状葉授動時の尾状葉肝被膜損傷による出血または短肝静脈からの出血などが挙げられる．

Q 術中出血の原因は？

①肝門部の尾状葉門脈枝

▶不良な視野で尾状葉門脈枝を処理したり，不十分な剥離状態で左右の門脈をテーピングしようとすると，尾状葉門脈枝が損傷し，出血する．また，肝門部胆管と門脈との炎症性癒着や癌浸潤を認める場合には，肝門部胆管から門脈左右分岐部を剥離する際に，門脈の外膜を損傷したり，脆弱になった門脈壁が破綻して出血する．

②尾状葉授動時の尾状葉肝被膜損傷による出血または短肝静脈

▶短肝静脈は細く短いため，結紮切離するための十分な長さが確保できないことが多い．短肝静脈を剥離するための鉗子を通す際，鉗子の先端が下大静脈側に向くと短肝静脈と下大静脈の股が裂けることがあり，また尾状葉側に向くと尾状葉側の肝被膜が裂けるため，それぞれ止血困難な出血をきたす．

Q 術中出血の予防方法は？

①肝門部の尾状葉門脈枝

▶左右門脈分岐部近傍からは数本の尾状葉門脈枝が分岐している．本術式では門脈左枝をその左右分岐部で切離し，門脈右枝から分岐する尾状葉門脈枝をすべて結紮切離することが必要となる．

▶不十分な視野でこれらの血管を処理しようとすると，尾状葉門脈枝を損傷したり，左右の門脈本幹の壁を損傷する可能性がある．

②尾状葉授動時の尾状葉肝被膜損傷による出血または短肝静脈

▶尾状葉が大きく，下大静脈を取り巻くように存在しているような場合には，左下大静脈靱帯を切離し，左側より尾状葉を授動するための十分な視野を展開できないことが多い．このような場合，まず尾状葉の授動を尾側正中側から行い，尾側より短肝静脈をある程度処理した後に左側に向かって授動すると，短肝静脈や尾状葉被膜を損傷せずに尾状葉を授動することができる．

Q 術中出血発生時の対応は？

①肝門部の尾状葉門脈枝

▶門脈左右分岐部，特に頭側や背側の門脈処理中に出血を認めた場合，無理に縫合止血せ

ずにサージセルコットン®などを充填して一時的な止血を図る。
▶次に尾側から肝門部まで肝離断を進め肝門部の視野を広く展開し，出血点を確認する。もしくは，右前後区域門脈を末梢側で改めてテーピングし，門脈本幹とともにクロスクランプをかけて門脈左枝を切離し，その後出血点を縫合止血してもよい。

②尾状葉授動時の尾状葉肝被膜損傷による出血または短肝静脈
▶尾状葉授動時に出血をきたした際，十分な視野を確保しようと尾状葉をさらに強く腹側に牽引すると，かえって損傷した静脈の穴が広がり，下大静脈から大量出血をきたす場合がある。
▶短肝静脈が裂けて出血した場合には，まずは損傷部位やその程度を把握することが重要である。左側からの尾状葉授動では，損傷部位はその静脈の尾側か右側であることが多い。損傷された短肝静脈の径を確認後，その頭側と尾側の下大静脈壁にそれぞれモノフィラメント非吸収糸をかけ，結紮して針を付けたまま把持しておく。
▶下大静脈に完全に穴が開いている場合には，ツッペルガーゼで，下大静脈壁を穴ごと圧迫しつつ，前述の縫合を損傷部位の頭側と尾側にかける。頭側・尾側それぞれの糸を牽引することにより，下大静脈が持ち上がり損傷部からの出血をある程度抑えることができるので，視野が確保されている間にその針糸を用いて連続縫合し，止血する。

Column

「肝左葉・尾状葉切除術か左肝三区域切除術か」

　肝左葉・尾状葉切除術は左側優位のBismuth Ⅲ型，すなわちBismuth Ⅲb型肝門部領域胆管癌に対して適応される。Bismuth分類は胆道造影上の腫瘍による肝側の狭窄所見に基づいた分類であり，Bismuth Ⅲb型は"肝側胆管の狭窄所見が二次分枝より末梢まで及ぶものの，右側は二次分枝まで狭窄が及ばない"肝門部胆管癌である。しかしながら，実際の肝側胆管への腫瘍進展は，画像上の狭窄部位よりも肝側まで及んでいる。肝左葉・尾状葉切除術における胆管の肝側胆管切離線はおおむね決まっているが，この切離ラインで確実に断端陰性化できるか否かを正確に術前診断することは，胆道造影検査や内視鏡的胆管生検を行ったとしても，時として困難である。
　より長い肝側胆管の切離マージンの確保や肝側胆管断端陰性化率を上げることを重要視するのであれば，肝左葉・尾状葉切除術ではなく左肝三区域切除を選択することが望ましい。しかしながら，左肝三区域切除術は65〜70％程度の肝切除率が見込まれ，肝離断面が大きく平坦でないこと，右前後区域境界の設定が困難であることなど，高難度かつ手術リスクの高い術式である。患者の全身状態が良好で，十分な残肝予備能を有しており，術前画像で明らかなリンパ節転移を認めないなど，根治的切除により良好な予後が期待できる症例では左肝三区域切除術を考慮してもよい。

遠位胆管癌に対する膵頭十二指腸切除術

鈴木修司，大城幸雄，下田 貢　東京医科大学消化器外科学分野茨城医療センター消化器外科

> **⚠ 手術手技マスターのポイント**
>
> 1. 膵頭十二指腸切除術は，膵臓，胆管，胃・十二指腸の処理だけではなく，腹腔動脈，総肝動脈，固有肝動脈，脾動脈，門脈・上腸間膜静脈，脾静脈などの重要な脈管が周囲に存在するため，その解剖を理解し，術前画像検査で走行や構造をシミュレーションできるようにすることが重要である。
> 2. 悪性腫瘍のリンパ節郭清では，癌取扱い規約に従った領域リンパ節の郭清を行い，切除マージンを確保できるようにする。
> 3. 膵空腸吻合による再建手技は本術式の中で特に重要な手技である。遠位胆管癌症例の多くは正常膵であるため，膵液瘻を発症することも多く，確実な吻合法を身につける必要がある。

I　手術を始める前に

1. 手術の適応（臨床診断）

(1) 適応となる場合

- 本術式の適応となる遠位胆管癌は，原則的に胆道癌取扱い規約第6版におけるStage ⅡBまでで，遠隔転移（M因子）を認めない症例である。ただし，腹腔洗浄細胞診陽性症例に関しては一定の見解はないものの，筆者らの施設では適応としている。

(2) 適応としない場合

- 遠隔転移（領域外リンパ節，肝・肺などの他臓器転移，腹膜播種）や総肝動脈浸潤症例，腹腔動脈浸潤症例，上腸間膜動脈浸潤症例は適応外としている。ただし，総肝動脈や固有肝動脈浸潤症例でも遠隔転移を認めない場合，動脈再建を伴った合併切除を施行する場合もある。

2. 手術時の体位と機器（図1）

- 基本的には仰臥位で行い，視野によっては左右に傾斜をかける。
- 使用機器は電気メスのほかに，超音波凝固切開装置やベッセルシーリングシステムなども併用する。機器のラインが干渉しないように配置に注意する。

3. 腹壁創（図2）

- 通常は剣状突起から臍下縁までの上腹部正中切開で開腹を行う。肥満症例などでは，横切開を加えることがある。開腹後，開創器と両側吊り上げ鈎を併施してより広い術野展開を図る。

図1 手術時の体位

仰臥位で，基本的には両手出し，足は閉脚で行う．電気メスやシーリングデバイスはライン取りが交差しないように配置する．

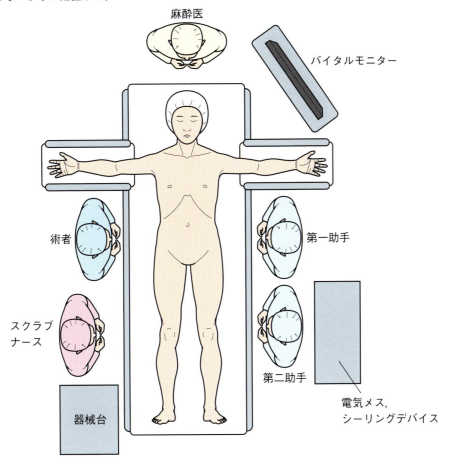

図2 腹壁創

a：上腹部正中切開で開腹する
b：閉腹後の腹部の創を示す．右側腹部から胆管空腸吻合部ドレーンを，正中創から膵空腸吻合部ドレーンを挿入する

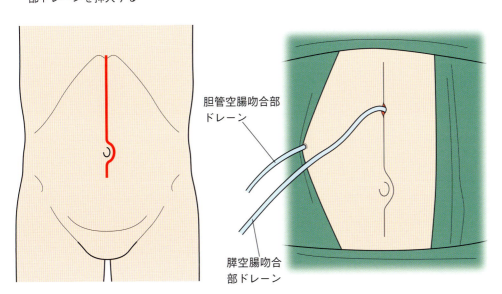

4. 周術期のポイント

(1) 術前
- 遠位胆管癌の多くは閉塞性黄疸を認め胆道ドレナージがなされていることが多い。術前に胆管炎のコントロールを十分に行い,感染を防ぐ必要がある。
- 術前に膵内・外分泌機能を把握し,術後管理を行う。
- 侵襲の大きい手術であるため,耐糖能を含め,心肺機能の評価を十分に行い,術前から全身管理を行う。

(2) 術後
- 遠位胆管癌の多くは正常膵であるため,膵液瘻の発症頻度が高くなる。膵液瘻は術後最も重篤な合併症で,仮性動脈瘤破裂に伴う出血や膿瘍形成に至り,致死的合併症となる可能性があるので,適切なドレーン管理が必要である。
- 胆汁漏も数％の頻度で起こり,膿瘍形成をきたすことがあるため,適切なドレーン管理が必要である。
- 胃内容の排出遅延は手術手技の工夫により減少しているものの,症状出現時は絶飲食や投薬で対処する。また,吻合部消化性潰瘍の発症時にはプロトンポンプ阻害薬(PPI)等の投与を行い,活動性出血に対しては内視鏡やインターベンショナル・ラジオロジー(IVR)による止血術が必要となる。

Ⅱ 手術を始めよう—手術手技のインデックス！

1. 手術手順の注意点

- 標準的な全胃幽門輪温存膵頭十二指腸切除術の手術手順を以下に示す。
- 随伴性膵炎や胆管炎により，胃背面と膵臓に癒着を認める場合には膵被膜に留意した剥離が必要である。
- 大網切離を Kocher の授動につなげる際には，腸間膜の構造に十分注意し，網嚢切除 (bursectomy) を行うラインで腸間膜から胃の大網を剥離する。
- 膵上下縁の剥離の際には，膵被膜損傷や膵実質損傷を引き起こさないような愛護的な対応が必要である。
- 所属リンパ節郭清の際には，動脈周囲外膜損傷に留意した丁寧な剥離手技が必要である。
- 肝側胆管周囲の郭清の際には胆管の血流温存を心掛け，"剥きすぎない"ようにする必要がある。
- 膵断端からの出血に対しては出血点のみのコントロールとし，膵断面全体の血流温存に留意する。

2. 実際の手術手順

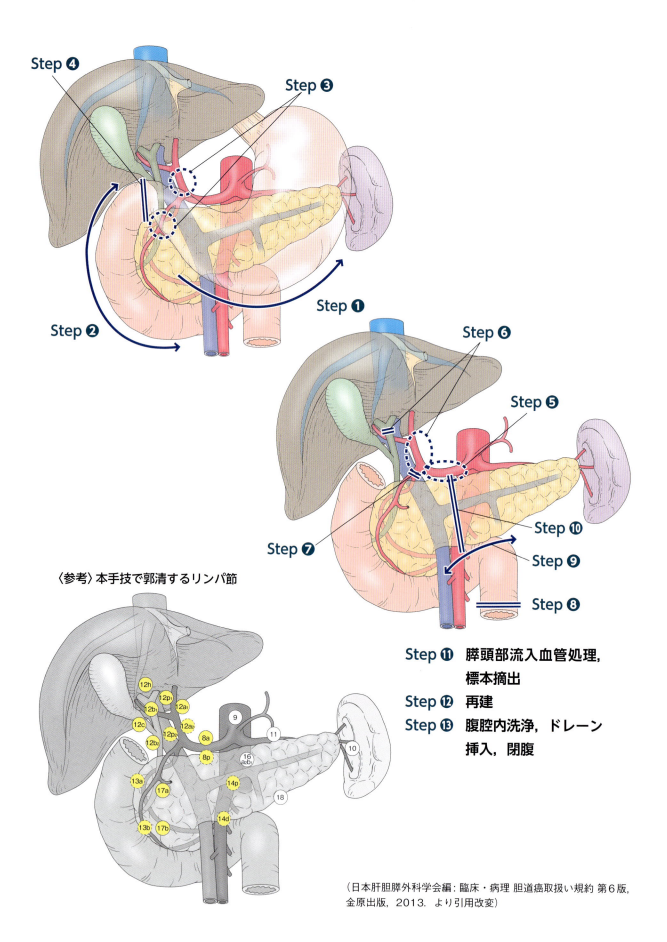

Step ⓫ 膵頭部流入血管処理，標本摘出
Step ⓬ 再建
Step ⓭ 腹腔内洗浄，ドレーン挿入，閉腹

（日本肝胆膵外科学会編：臨床・病理 胆道癌取扱い規約 第6版，金原出版，2013．より引用改変）

[Focus は本項にて習得したい手技（後述）]

Step ❶ (p.56)	胃結腸間膜（大網）の切離 ＊	
Step ❷ (p.56)	十二指腸・膵頭部の授動（Kocher の授動）（図 A） Focus 1	
Step ❸ (p.59)	幽門上下の処理（No.5，No.6 リンパ節の郭清）＊	
Step ❹ (p.59)	十二指腸切離 ＊	
Step ❺ (p.59)	膵上縁リンパ節郭清（図 B） Focus 2	
Step ❻ (p.59)	肝十二指腸間膜リンパ節郭清，胆嚢摘出・胆管切離（図 C） Focus 2	
Step ❼ (p.61)	胃十二指腸動脈切離 ＊	
Step ❽ (p.62)	空腸切離 ＊	
Step ❾ (p.62)	膵下縁の処理，膵トンネリング ＊	
Step ❿ (p.62)	膵切離，断端止血処理 ＊	
Step ⓫ (p.62)	膵頭部流入血管処理，標本摘出 ＊	
Step ⓬ (p.62) (p.66) (p.68)	再建　a. 膵空腸吻合 Focus 3　b. 胆管（総肝管）空腸吻合 Focus 4　c. 十二指腸空腸吻合 Focus 5	
Step ⓭ (p.69)	腹腔内洗浄，ドレーン挿入，閉腹 ＊	

＊ここでは簡単に手技のコツ（ Knack ）を示します。

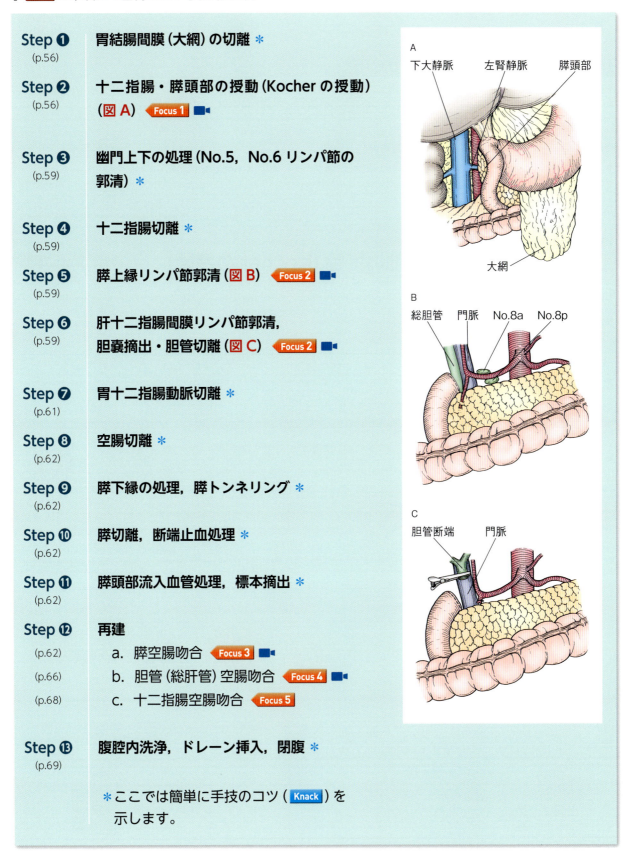

A　下大静脈　左腎静脈　膵頭部　大網

B　総胆管　門脈　No.8a　No.8p

C　胆管断端　門脈

Ⅲ 手技をマスターしよう！

Step ❶
Knack 胃結腸間膜（大網）の切離

- 大網切離では，横行結腸付着部の疎な結合織のみを剥離し，網嚢を開放して膵前面を露出させる。
- 大網をなるべく温存するように，横行結腸側にて剥離する。
- 大網切離は左側では脾臓下極が視認できる部分まで行い，右側では Kocher の授動につながるように肝彎曲部まで行う。

Step ❷
Focus 1 十二指腸・膵頭部の授動（Kocher の授動）

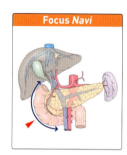
Focus Navi

1. 手技のスタートとゴール

- 大網切離を脾臓下極から肝彎曲部まで行い，十二指腸・膵頭部を左腎静脈が見える部分まで剥離・挙上する（図3）。

2. 手技の習得

● **手技の概要**

大網の切離は横行結腸付着部から開始し，左は脾臓下極付近まで行う。これは，後に述べる十二指腸空腸吻合を直線的に行うために必要である。その後，右側は癒合した部分から網嚢切除（bursectomy）を行う剥離層で腸間膜から大網を剥離する。このラインを Kocher の授動につなげ，十二指腸・膵頭部を後腹膜から剥離する。下大静脈を露出し，Treitz 靱帯を剥離して，左腎静脈が視認できるまで十分に授動を行う。Treitz 靱帯を Kocher の授動の内側から剥離する際には，十二指腸の挙上を十分に行って頭側に牽引し，助手による横行結腸間膜の足側への牽引によって現れる剥離層で，内側から Treitz 靱帯を剥離する。

● **手技習得のポイント**

(1) 大網切離における術野展開は，助手が横行結腸の結腸ヒモのみを把持して，術者が胃と大網を把持したテンションのかかった術野で，横行結腸付着部の疎な結合織のみを剥離する。適切な面で剥離すれば，出血はほとんど起こらない。

(2) 大網切離ラインを右側に展開し，大網と腸間膜の癒合した部分から網嚢切除（bursectomy）を行うラインで大網をつなげると Kocher の授動のラインにつながり，後腹膜に至る（▶① ）。

(3) 十二指腸・膵頭部の授動は，下大静脈を露出しながら疎な結合織の剥離を行うことにより，ほぼ出血なく施行可能である。

▶①

（動画時間 02：04）

図3 十二指腸・膵頭部の授動（Kocherの授動）

a：大網切離ラインから十二指腸授動ラインへ移行
b：左腎静脈が露出され，十二指腸・膵頭部の授動が終了

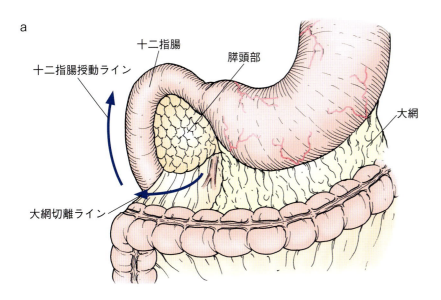

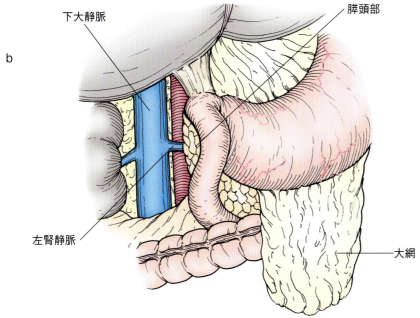

図4 大網の切離

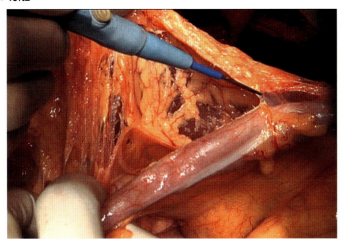

3. アセスメント

Q 大網切離は具体的にどのように行うのか？

▶助手は横行結腸の結腸ヒモを把持して長軸方向に伸ばすようにテンションをかけ，術者は胃と大網を把持する。

▶助手と術者で形成した大網の横行結腸側の疎な結合織を電気メス等で剥離する（図4）。

Q 十二指腸・膵頭部の授動はどこまで行うのか？

▶通常，十二指腸下行部の外側縁で後腹膜を大きく切開し，下大静脈を右側から露出させる。

▶頭側は腹腔動脈付近まで十分に剥離を行い，尾側はTreitz靭帯を切開するように行う。

▶左側は左腎静脈が露出するまで剥離する。

Q 十二指腸・膵頭部の授動のコツは？

▶前述した大網の切離を行うと自然にこの剥離ラインにつながるため，簡便な方法である。

▶疎な結合織を確認しながら膵頭部を左前方に引き出すようにして小血管を処理し，無出血で行うことが重要である。

Q 十二指腸・膵頭部の授動のピットフォールは？

▶下大静脈右縁から剥離をする際，右尿管と精巣/卵巣動静脈の走行に注意する（図5）。

▶左腎静脈まで授動する目的は，後に門脈系から出血した場合，出血コントロールのための膵頭部把持に必要となるためであり，重要な操作である。

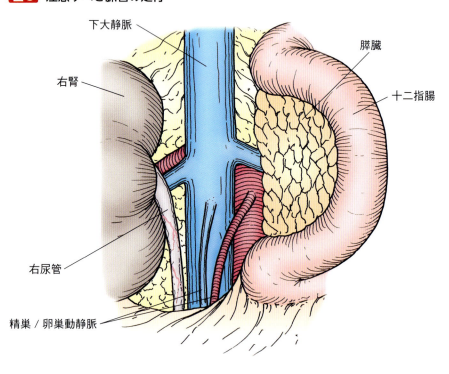

図5 注意すべき脈管の走行

Step ❸
Knack 幽門上下の処理（No.5, No.6リンパ節の郭清）

- 全胃温存の場合は，右胃大網動静脈を幽門輪近傍で結紮切離するため，幽門下リンパ節（No.6）の郭清としてはこの付近から膵前面の右胃大網動脈分岐部までと考え施行する。
- また，全胃温存の場合は，右胃動脈を幽門部付近で結紮処理するため，幽門上リンパ節（No.5）の郭清としてはこの付近から固有肝動脈流入部まで行う。

Step ❹
Knack 十二指腸切離

- 十二指腸はリニアステープラーを用いて，幽門輪から約5cm肛門側で切離する。
- 切離する際，後に十二指腸空腸吻合を行うため，十二指腸断端近傍の結合織の剥離は血行に注意しつつ，余裕をもって行っておく。

Step ❺, ❻
Focus 2 膵上縁リンパ節郭清，肝十二指腸間膜リンパ節郭清，胆嚢摘出・胆管切離

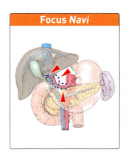

Focus Navi

1. 手技のスタートとゴール

- 膵上縁のリンパ節郭清は，胃十二指腸動脈付近から左胃動脈近傍まで行い，総肝動脈を把持してその後面（No.8p）の郭清まで行う（図6）。
- 肝十二指腸間膜リンパ節の郭清は，肝側は肝門部まで，固有肝動脈，門脈を把持しながら全周性に郭清を行う（図7）。

図6 膵上縁リンパ節の郭清
a：膵上縁は胃十二指腸動脈付近から被膜を剥離し，リンパ節郭清を開始する
b：総肝動脈周囲神経叢は温存しながら総肝動脈を把持し，左胃動脈右側までのNo.8a, No.8pの郭清を行う

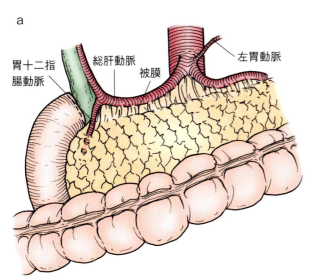
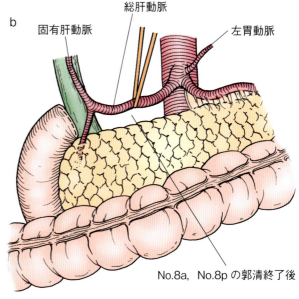

図7 肝十二指腸間膜の郭清
a：固有肝動脈を把持し，肝門側に向けて郭清を開始する
b：総肝管を切離し，固有肝動脈，門脈を把持して全周性に郭清を行う

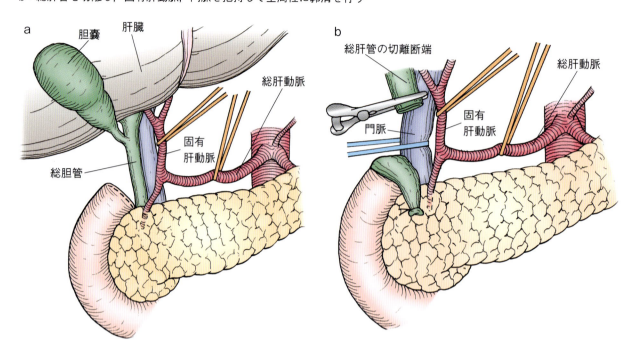

2. 手技の習得

- **手技の概要**

  十二指腸切離後，膵臓を尾側に牽引しながら膵上縁のリンパ節郭清を開始し，左胃動脈近傍まで郭清する。総肝動脈を牽引しながら No.8a，No.8p リンパ節の郭清を行う。また，肝十二指腸間膜リンパ節の郭清は肝門部に至るまで固有肝動脈を把持し，全周性に郭清を行い，胆嚢摘出，総肝管切離後に門脈周囲を郭清する。総肝管切離時には，必ず肝側胆管断端を術中迅速病理検査に提出して陰性を確認する。その後，膵頭部まで肝十二指腸間膜リンパ節を剥離する。

- **手技習得のポイント**

  (1) 膵上縁のリンパ節郭清では，血管外膜を把持せずリンパ節や結合織のみを把持することで，内膜剥離等の外膜損傷を防ぐ（▶︎ ②）。
  (2) また，膵上縁のリンパ節郭清時は，膵被膜を意識し，被膜損傷や実質損傷を引き起こさないための愛護的な手術操作が必要である。
  (3) 肝十二指腸間膜リンパ節を郭清する際，切離予定線の肝側胆管周囲の郭清では血流温存を意識して"剥きすぎない"ように行う必要がある（▶︎ ③）。

3. アセスメント

Q 膵上縁リンパ節郭清の具体的なコツは？

▶ 助手が膵臓を尾側に牽引する際は，被膜損傷を防ぐため，愛護的に腹側に引っ張るように牽引する。背側に押し付けると深度が深くなり，剥離面が作りにくくなる。

▶ リンパ節郭清後の出血は，リンパ節を損傷した場合やリンパ節が残存していることが原因となる場合が多いため，血管に沿った確実な郭清が必要である。

Q 膵上縁リンパ節郭清のピットフォールは？
▶胃のうっ血を予防するため，左胃静脈を温存する。
▶膵被膜に注意しながらリンパ節の郭清を行う。

Q 肝十二指腸間膜リンパ節のリンパ節郭清のコツは？
▶まず，固有肝動脈を把持し，左側から右側に郭清を行う。
▶門脈周囲の郭清は，総肝管の切離後に行うと門脈を直視することができ，良好な視野が得られる。

Q 肝十二指腸間膜リンパ節のリンパ節郭清のピットフォールは？
▶胆管周囲の静脈叢に流入する脈管は結紮切離する。
▶太いリンパ管は確実に結紮切離する。
▶門脈に流入する小血管は，血管のみ確実に処理する。

■ 解剖学的ポイント ■

【右肝動脈の分岐異常】

　血管の破格は術前の画像検査で十分に確認する必要がある。腹腔動脈や上腸間膜動脈からの動脈の分岐形態，門脈への左胃静脈や下腸間膜静脈の流入部位を術前に確認しておく。
　多く経験するのは上腸間膜動脈から右肝動脈が分岐し，膵後面から門脈右側に現れる分岐異常である（図A）。肝十二指腸間膜リンパ節のリンパ節郭清の際に右肝動脈を確認し，これをテーピングしながら膵後面の剥離，膵臓への分枝の処理を行っていく必要がある。

図A 右肝動脈の分岐異常（上腸間膜動脈からの右肝動脈分岐）

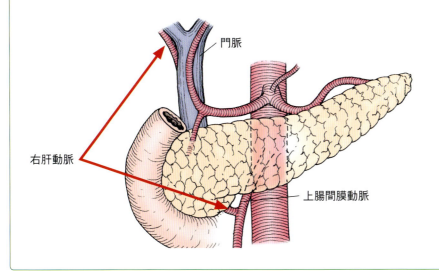

Step ❼
Knack 胃十二指腸動脈切離

- 固有肝動脈，総肝動脈周囲リンパ節を郭清し，それぞれテーピングを行う。
- 胃十二指腸動脈の膵側を確実に剥離し，切離マージンを確保しておく。
- また，胃十二指腸動脈後方と門脈の間をしっかり剥離しておく。

Step ❽
Knack 空腸切離

- 空腸はリニアステープラーを用いて腸管に垂直に切離する。
- 空腸切離の際の辺縁血管の処理は時に腸管の虚血を生じるため、最小限とする。
- 空腸切離の前に空腸間膜をある程度処理しておくと、その後の操作を円滑に進めることができる。

Step ❾
Knack 膵下縁の処理，膵トンネリング

- 膵下縁で上腸間膜静脈，および上腸間膜動脈周囲を膵側に向かって郭清し，それらの血管を露出させる。
- 門脈の腹側は，基本的には疎な結合織であるためトンネリングが容易であるが，まれに門脈からの膵臓枝が門脈左側に存在することがあるため，剥離の際には注意する。
- トンネリングの際は膵切離を考慮して，クーパー剪刀が通る程度に剥離の幅を確保する。

Step ❿
Knack 膵切離，断端止血処理

- 膵切離時は膵断端の血流温存のため，膵断端尾側の後腹膜からの遊離をなるべく最小限とする。
- 膵切離は切除側を結紮した後，残膵の上縁と下縁に支持糸をかけ，切離する。その際に筆者らは鋭的なメスで切離し出血点のみを5-0無傷針モノフィラメント非吸収糸で縫合止血し，ウージングは電気メスで凝固止血を行う[エネルギーデバイス等で切離を行う場合もあるが，主膵管周囲の切離は後の膵(管)空腸吻合を考慮し，鋭的なメスで行う]。

Step ⓫
Knack 膵頭部流入血管処理，標本摘出

- 膵頭部を右側に牽引して，門脈枝の処理を行う。
- 下膵十二指腸動脈を先行処理していない場合は，膵頭部を牽引しながら上腸間膜動脈を確認した後，膵頭神経叢第Ⅱ部内を走行する下膵十二指腸動脈の処理を行う。
- 遠位胆管癌症例では，基本的には上腸間膜動脈神経叢の郭清を行わないため，上腸間膜動脈神経叢に沿った層で剥離する。

Step ⓬
Focus 3 再建：a. 膵空腸吻合

- 膵消化管再建には膵空腸吻合と膵胃吻合がある。それぞれの優位性については議論があるが，第41回日本膵切研究会アンケート報告によれば，わが国では93%の症例に膵空腸吻合が行われていた。また，膵頭十二指腸切除後の再建法の検討では87%にⅡ型再建が行われていた。しかしながら，膵消化管吻合に関連した合併症発症率は30〜50%と多く[1,2]，膵液瘻，腹腔内出血，腹腔内膿瘍などの重篤な合併症を発症する可能性がある。

- 本項ではわが国で多い膵管空腸粘膜吻合法，特にステントを用いない no stent 法について述べる。

1. 手技のスタートとゴール

- 膵空腸吻合では，挙上した空腸と膵実質を確実に密着させた吻合を行う。空腸は，基本的には横行結腸間膜右側肝彎曲付近の腸間膜を開けて挙上する。しかし，癒着が強固である場合や右側結腸癌術後などの場合は，同所性に旧 Treitz 靭帯からねじれに留意しながら空腸を挙上する。背側の外層後列（外列）縫合では背側の脾静脈に留意して膵実質と空腸漿膜を確実に縫合する（図8）。
- 膵管空腸粘膜（内列）吻合ではステントの有無にかかわらず，膵管粘膜と膵実質を確実に拾い，空腸全層と縫合する（図9）。
- 外列縫合では膵被膜に注意して，膵実質の挫滅を起こさないように縫合する（図10）。

2. 手技の習得

● 手技の概要

(1) 外層後列（外列）縫合

膵管より背側の膵実質と空腸漿膜筋層を，5-0 または 4-0 無傷針モノフィラメント非吸収糸で結節縫合を行う。

(2) 膵管空腸粘膜（内列）吻合

空腸漿膜筋層を電気メスで焼灼し，剥離鉗子で鈍的に膵管径に合わせて小孔を開ける。次いで，5-0 または 6-0 無傷針モノフィラメント吸収糸の両端針を膵管前壁中点の内外にかけて牽引し，膵管内腔を十分に展開する。良好な視野を確保した後，5-0 または 6-0 無傷針モノフィラメント吸収糸を用いて膵管空腸粘膜吻合を結節縫合で行う。

まず尾側端，頭側端の両端の運針を行う。前壁中点と両端の糸を適切に牽引し，膵管空腸粘膜吻合部の内腔を三角形に展開する。3点の牽引で展開した吻合部に対して，後壁を 1.0〜1.5mm 間隔で順次運針を行う。後壁吻合が終了後，前壁吻合に移る。内腔を確認しつつ後壁同様に運針を行い，最後に膵管前壁中点の支持糸を空腸前壁中点へ運針し，順次結紮・縫合する。

(3) 外層前列（外列）縫合

後列同様，膵実質と空腸漿膜筋層を 5-0 または 4-0 無傷針モノフィラメント非吸収糸で連続または結節縫合を行う（▶◀ 4 ）[3]。

● 手技習得のポイント

(1) 膵空腸吻合における膵液瘻予防では，まず膵前面の被膜の温存を意識した膵周囲の剥離と膵臓の愛護的取り扱い，および膵切離の際の膵断端の血流温存が重要となる。

(2) 膵管空腸吻合ではステントの有無にかかわらず，膵実質，空腸漿膜筋層をしっかり拾い，運針や結紮による臓器損傷に注意して，空腸漿膜・膵断端間に死腔のない密着した吻合を行うことが重要である。

(3) 膵空腸吻合の外列の運針では膵被膜を確実に拾い，膵実質と空腸との間に死腔を作らないように密着させ，結紮も膵実質の挫滅を避けるために空腸側を寄せることが重要となる。

(動画時間 03：42)

図8 膵空腸吻合（外層後列縫合）

膵空腸吻合の背側外列を結節縫合で頭側から尾側へ行う

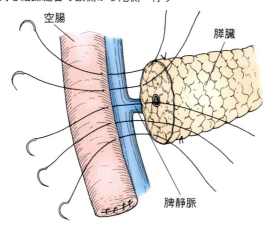

図9 膵管空腸吻合

a：空腸に膵管の口径より大きくならないように小孔を開ける
b：膵管前壁中点にトラクション用の糸をかける
c：膵管空腸粘膜縫合の後壁側を結節縫合で行う
d：膵管空腸粘膜縫合の前壁側では内腔を確認しながら結節縫合を行う

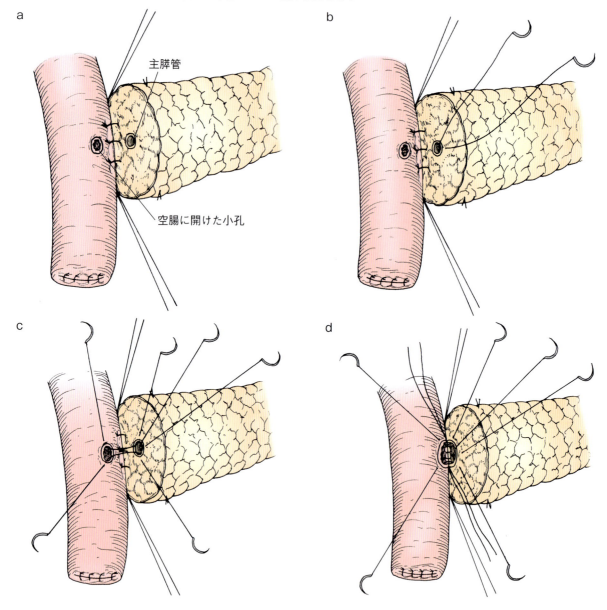

図10 膵空腸吻合（外層前列縫合）
a：膵空腸吻合の前壁外列を連続縫合する
b：膵空腸吻合終了時

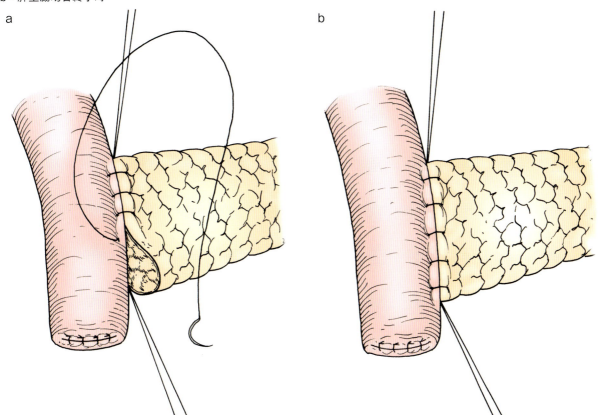

3. アセスメント

Q 膵管空腸吻合に移る際のピットフォールは？
▶膵切除後再建においては，膵前面の被膜の温存を意識して，膵周囲の剝離の時点から愛護的な手術操作が重要である。

Q 膵切離の際のピットフォールは？
▶膵切離の際には膵断端の血流温存のため，不必要な膵周囲の剝離を行わないように注意し，門脈への分枝の処理も必要最小限にとどめる必要がある。

Q 膵管空腸粘膜吻合におけるコツは？
▶膵管壁の運針では膵管壁のみではなく，膵実質も含めて膵管壁を拾うことが重要である。
▶膵管空腸吻合のうち，内列の吻合の際に，後壁では結び目が内翻のため内腔に現れるが，問題はない。
▶運針の際には膵管壁，空腸粘膜を攝子などで把持せず，愛護的に取り扱い，膵管壁や空腸粘膜の損傷を惹起しないよう十分注意する。
▶膵空腸吻合の外列縫合の際，膵実質と空腸を密着するように縫合する。

Q 膵管空腸粘膜吻合におけるピットフォールは？
▶吻合時には，膵管内腔の開存性に十分に留意する。
▶膵管内腔，空腸内腔を十分確認し，粘膜の欠落に注意する。

Step ⑫
Focus 4 ▶ 再建：b. 胆管（総肝管）空腸吻合

- 本項では膵頭十二指腸切除における再建法の中で最も多いⅡ法再建の胆管空腸吻合について述べる。

1. 手技のスタートとゴール

- 胆管（総肝管）断端の径に応じた小孔を空腸に開ける（図11）。次に胆管（総肝管），空腸全層で9時，3時方向の吻合部両端に糸をかけ，支持糸とする（図12）。その後後壁を全層で空腸・胆管（総肝管）に糸をかけていく（図13）。後壁吻合終了時に胆管（総肝管）・空腸の内腔を確認し，前壁吻合を行う（図14）。

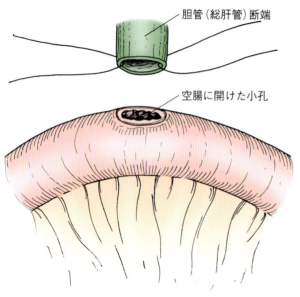

図11 空腸への小孔作成

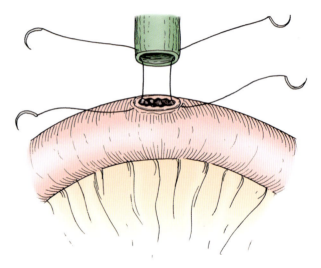

図12 胆管（総肝管），および空腸全層の9時，3時方向（吻合部両端）に糸をかける

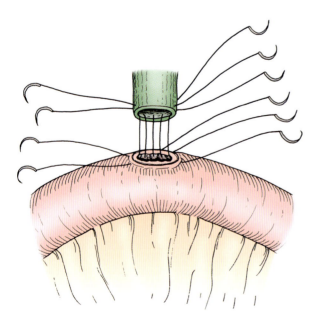

図13 後壁を全層で空腸・胆管（総肝管）に左側から糸をかけていく

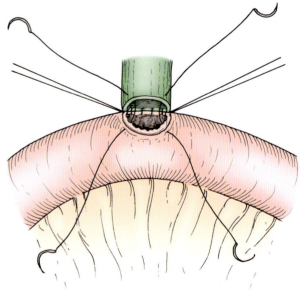

図14 後壁吻合終了時，内腔を確認して前壁吻合を行う

2. 手技の習得

● **手技の概要**

膵腸吻合部からたるまないように挙上空腸を直線化し，総肝管の位置に応じて空腸に小孔を開ける．その際は，胆管の太さに応じて空腸漿膜筋層を電気メスで焼灼し，鈍的に剝離鉗子を使用して小孔を開ける．

5-0無傷針モノフィラメント吸収糸を用いて，胆管（総肝管）空腸全層吻合を結節縫合で行う．9時，3時方向の胆管（総肝管）から外→内，次に空腸全層で内→外へ運針して，後壁の両端とする．次に6時方向の空腸全層から内→外，胆管（総肝管）を外→内へと運針し，後壁中点とする．その後，後壁の間を埋めるように中点と同様に運針を行う．後壁の糸がかけ終わったら，9時方向から順次結紮を行う．

後壁の吻合が終了し，内腔確認をした後に前壁縫合を開始する．前壁の0時方向で空腸から外→内，次に胆管（総肝管）を内→外と運針して中点とする．その後，後壁の3時方向の端から前壁を埋めるように糸を中点と同様にかけ，9時方向から順次結紮を行う．

● **手技習得のポイント**

(1) 血流障害の発生を防ぐため，残存胆管（総肝管）肝側の組織は必要以上に剝離しない．
(2) 空腸全層切開の際の小孔は胆管径に応じた大きさとし，開けすぎない．
(3) 各々の粘膜を確実に拾って，吻合を行う．
(4) 吻合の際には粘膜を攝子などで必要以上に把持せず，糸を牽引して術野展開することで粘膜障害を回避する（🎥 5）．

3. アセスメント

Q 胆管（総肝管）剝離の際のピットフォールは？

▶残存肝側胆管（総肝管）の剝離は剝きすぎると胆管血流不全や胆管壁菲薄化をきたすため，剝離しすぎないようにする．

Q 胆管（総肝管）空腸吻合の際のピットフォールは？

▶空腸に小孔を開ける際には胆管（総肝管）断端の太さに応じた大きさとする．
▶胆管（総肝管）空腸吻合は一層縫合で行うため，確実に粘膜を拾って吻合を行う．

Q 胆管（総肝管）空腸吻合の際のコツは？

▶胆管（総肝管）が太い場合は，吻合中点に糸をかけた3点支持にすると吻合しやすい．
▶胆管（総肝管）空腸吻合を連続縫合で行うこともあるが，胆管（総肝管）が細い場合は，狭窄予防に結節縫合を考慮する．

Step ⑫

Focus 5 再建：c. 十二指腸空腸吻合

- 本項では全胃幽門輪温存膵頭十二指腸切除術について記載しており，十二指腸空腸吻合の手縫い吻合（Albert-Lembert 縫合）について述べる。

1. 手技のスタートとゴール

- 十二指腸空腸の吻合は結腸前で行う。十二指腸空腸吻合部は横行結腸間膜の孔からあまりたるまないようにして，胃を垂直に足側に直線化できる約 30cm 尾側の空腸で吻合する。空腸，胃に鉗子をかけ，十二指腸空腸漿膜筋層縫合を結節縫合で行う（図 15）。次に，十二指腸空腸全層縫合はなるべく内翻にて連続縫合を行う（図 16）。全層縫合終了後，前壁側の十二指腸空腸漿膜筋層縫合を結節で行う（図 17，図 18）。

2. 手技の習得

● 手技の概要

胃内容排泄遅延の予防に結腸前経路で十二指腸挙上空腸吻合を行い，吻合部を結腸より足側に置くことで胃が直線化するよう心掛ける。空腸把持鉗子で空腸を直線化して把持し，十二指腸空腸漿膜筋層縫合を小彎側から結節縫合にて 3-0 モノフィラメント非吸収糸で行う。縫合後，空腸の吻合予定部の漿膜を電気メスで切開し，全層をクーパー剪刀で切開する。

十二指腸断端を切離した後，全層縫合を 4-0 モノフィラメント吸収糸を使用して大彎側から連続で縫合する。全層縫合終了後，前壁側十二指腸空腸漿膜筋層縫合を小彎から 3-0 モノフィラメント非吸収糸で行う。

● 手技習得のポイント

(1) 十二指腸空腸吻合は結腸前経路で行い，吻合部は結腸より尾側に置くようにする[4]。
(2) 胃を直線化するように小網の切離を行う。
(3) 吻合の際には全層縫合において漿膜を拾いすぎないように注意する。

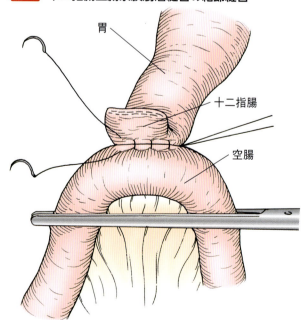

図15 十二指腸空腸漿膜筋層縫合の結節縫合

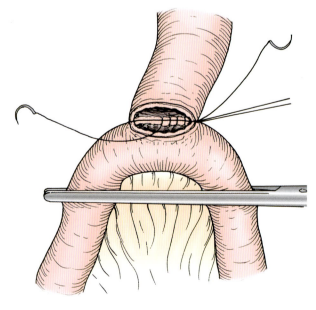

図16 十二指腸空腸全層縫合（内翻より連続縫合）

図17 全層縫合終了後，前壁側の十二指腸空腸漿膜筋層縫合（結節縫合）

図18 手術終了時

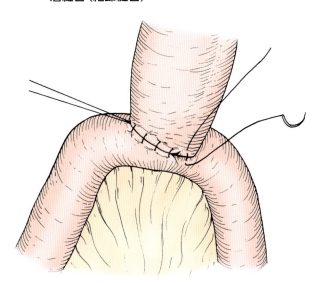
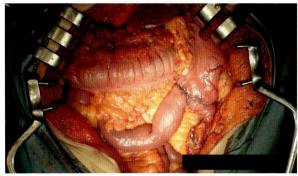

3. アセスメント

Q 十二指腸空腸吻合のピットフォールは？

- 十二指腸空腸吻合は手縫い，器械吻合にこだわる必要はないが，血流障害が起こらない確実な吻合を選択する。
- 膵管・胆管（総肝管）空腸吻合に使用した挙上空腸については，結腸を通した部分と十二指腸吻合部の間をたるませすぎないようにする。
- 十二指腸と吻合する空腸の屈曲に注意して吻合を行う。

Q 十二指腸空腸吻合のコツは？

- 胃内容の排出遅延を防ぐため，結腸前で胃を尾側に直線化し，吻合部は結腸より尾側に置く。
- 以前は十二指腸空腸吻合に加え，Braun 吻合を行っていたが，現在は行っていない。
- 十二指腸空腸全層縫合の際，漿膜，粘膜ともピッチ，バイトに留意してかけすぎないようにする。

Step ⓭

Knack 腹腔内洗浄，ドレーン挿入，閉腹

- 腹腔内を約 3,000～5,000mL の十分な生理食塩水にて洗浄を行い，止血を確認する。
- ドレーンは胆腸吻合部後面，および膵腸吻合部上縁に閉鎖型ドレーンを挿入する。
- 閉腹は 0 または 1 号の無傷針モノフィラメント吸収糸にて行う。

Ⅳ トラブル・シューティング！

● 膵頭十二指腸切除術における術中のトラブル・シューティングとして、術中出血がある。

術中出血（図19）

Q 術中出血の好発部位はどこか？
▶ 術中出血の好発部位は門脈・上腸間膜静脈周囲である。
▶ 膵頭部を門脈・上腸間膜静脈から剥離する際に、流入血管を損傷しやすいためである。
▶ また、残膵の剥離の際に門脈・上腸間膜静脈への流入血管損傷をきたすこともある。

Q 術中出血の原因は？
▶ 膵頭部剥離の際、門脈・上腸間膜静脈への流入血管の結紮や牽引操作により本幹に裂傷をきたすことがある。
▶ 動脈剥離の際に外膜までの剥離を行うと動脈壁ももろくなり、出血をきたすことがある。

Q 術中出血の予防法は？
▶ 門脈・上腸間膜静脈周囲の剥離の際は、愛護的な牽引が必要である。
▶ 門脈・上腸間膜静脈を把持する際に安易に攝子などで血管を牽引しないことが重要である。
▶ 動脈剥離の際は、外膜を温存する層で剥離を行うことが必要である。

Q 術中出血時の対応は？
▶ 門脈・上腸間膜静脈からの出血の可能性を考え、出血時に対応できるように事前にKocherの授動を十分に行う。
▶ 膵頭部の剥離の前に膵臓の頭側の門脈、尾側の上腸間膜静脈にベッセルループなどをかけておくとよい。
▶ 出血した際は焦らず、まず、左手を膵後面から門脈・上腸間膜静脈下面まで挿入（in my hand）し、腹側へ挙上して出血をコントロールする（図19）。出血点を確認し、5-0または6-0無傷針モノフィラメント非吸収糸でZ縫合を行う。

図19 術中出血（左手による出血のコントロール）

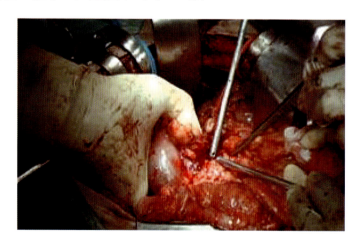

▶門脈が縦裂になった際は門脈クランプを置き，狭窄予防に短軸方向に 5-0 または 6-0 無傷針モノフィラメント非吸収糸で連続縫合を行う。

◆ 参考文献

1) Motoi F, Egawa S, Rikiyama T, et al: Randomized clinical trial of external stent drainage of the pancreatic duct to reduce postoperative pancreatic fistula after pancreaticojejunostomy. Br J Surg 2012; 99: 524-31.
2) Pessaux P, Sauvanet A, Mariette C, et al: External pancreatic duct stent decreases pancreatic fistula rate after pancreaticoduodenectomy: prospective multicenter randomized trial. Ann Surg 2011; 253: 879-85.
3) Suzuki S, Kaji S, Koike N, et al: Pancreaticojejunostomy of duct to mucosa anastomosis can be performed more safely without than with a stenting tube. Am J Surg 2009; 198: 51-4.
4) Tani M, Terasawa H, Kawai M, et al: Improvement of delayed gastric emptying in pylorus-preserving pancreaticoduodenectomy: results of a prospective, randomized, controlled trial. Ann Surg 2006; 243: 316-20.

Column

「膵頭十二指腸切除術習得にむけて」

　膵頭十二指腸切除術は，消化器外科を目指したときの到達目標となる手術の1つである。さまざまな知識や技術が必要とされ，万が一術後合併症を発症した場合には重篤になりうる。遠位胆管癌は一般的に膵癌ほど神経叢郭清などを必要としない反面，正常膵であることが多いため，膵液瘻を発症する可能性が高い。膵液瘻の予防には施設によりさまざまな取り組みがあるが，本項に述べた概念もその1つであり，手技を考えるうえでの一助となることを望む。筆者らはこれまでの経験から本項に記したような工夫を行っており，膵管空腸吻合においても no stent 法を施行しているが，日本では lost stent 法を施行している施設が多い。しかし，ステントの有無ではなく，各施設で経験する一番安全で確実な方法が最善であると考える。そのためには，1例1例真摯な態度で向き合い，反省や検討を繰り返すことが外科医において必要な態度である。手術ではさまざまな局面でトラブルが生じることがあるが，その対処法の引き出しを多く持つことは重要である。机上の学問ではなく，実践できる外科医になることを望む。

胆嚢癌に対する肝切除および膵頭十二指腸切除術

坂田　純, 堅田朋大, 廣瀬雄己, 若井俊文　新潟大学大学院医歯学総合研究科消化器・一般外科学分野

> **⚠ 手術手技マスターのポイント**
>
> 1. 胆嚢癌では，他臓器へ進展する以前のT2病変（漿膜下層あるいは胆嚢床部筋層周囲の結合組織に浸潤）の段階で，すでに約半数（40～50％）の症例でリンパ節転移が陽性である．リンパ行性進展は進行胆嚢癌の主要な進展形式であり，その根治切除に際しては，温存すべき臓器・組織以外の領域リンパ節（肝十二指腸間膜内，総肝動脈幹，上膵頭後部リンパ節）を含む組織を en bloc に摘出する意識でリンパ節郭清を実施することが大切である．
> 2. 肝切除範囲に関しては，予防的に肝切除範囲を広げることにより血行性の微小肝転移を制御できるという根拠はない．肝切除の主な目的は，「肝切離マージンの確保」［肝内直接浸潤部と，その癌浸潤先進部からほとんどが2cm以内に認められるGlisson鞘浸潤巣（リンパ行性進展が主体）の除去］である．病巣の進展範囲に応じて，胆嚢床切除術，肝S4a＋S5切除術，拡大右肝切除術等を選択する．
> 3. 予防的な肝外胆管切除の実施には否定的な報告が多いが，胆管に癌浸潤が疑われる場合，肝十二指腸間膜内に明らかなリンパ節転移を認める場合，肝十二指腸間膜内の間質への癌浸潤が疑われる場合には，癌遺残のない手術を遂行するために肝外胆管切除を併施することが望ましい．

I　手術を始める前に

1．手術の選択（臨床判断）

(1) 適応となる場合

【胆嚢床切除術】
- 局所進展が漿膜下層あるいは胆嚢床部筋層周囲の結合組織にとどまるT2胆嚢癌．
- 肝内進展が比較的軽度なT3胆嚢癌（肝臓以外の臓器への進展が存在しないか，存在しても軽度な症例）．

【拡大右肝切除術】
- 肝門部で肝右葉の脈管・胆管への浸潤を認める症例．
- 高度な肝内進展を認める症例．

【膵頭十二指腸切除術】
- 胃，十二指腸，膵臓への直接浸潤を認める症例．
- 高度な膵頭周囲リンパ節転移を認める症例．

(2) 適応としない場合

- 遠隔転移（血行性肝転移，腹膜播種，遠隔リンパ節転移等）を認める症例は，原則として根治切除の適応としない。
- 肝十二指腸間膜内への高度な進展（固有肝動脈への浸潤等）を認める症例。
- 病巣の進展範囲に応じた根治切除に対して耐術できないと考えられる症例。縮小手術［T2胆嚢癌に対する全層胆嚢摘出術＋胆嚢管（No.12c）・胆管（No.12b）リンパ節の郭清等］を選択することもある。

2. 手術時の体位と機器

- 体位は仰臥位とする（図1）。
- 両側肋骨弓を頭側に挙上するためにケント鉤（ケント式牽引開創器）を用いる。術野を展開する際には，肝臓や小腸等を圧排・保持するためのリトラクター（リトラクター支持装置）を用いると便利である（図2）。
- 通常の電気メスに加え，肝実質切離や組織切離の際にエネルギーデバイス（CUSA EXcel，超音波凝固切開装置，LigaSure™ 等）を用いる。
- 術中超音波検査用の装置本体とプローブも準備する。

3. 腹壁創（図3）

- 剣状突起下から臍上部までの上腹部正中切開に，右横切開を加えた逆L字型切開で開腹する。胆嚢床切除術の場合，痩せた体型であれば上腹部正中切開のみでもよい。

図1 体位と機器

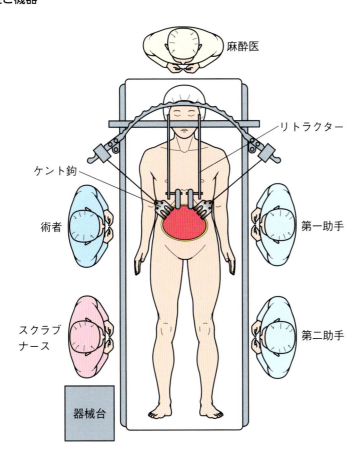

図2 術野の確保

両側肋骨弓を頭側方向にケント鉤（ケント式牽引開創器）を用いて牽引する。そのすぐ頭側に設置したリトラクター（リトラクター支持装置）にて肝臓や小腸等を圧排・保持して術野を確保している。

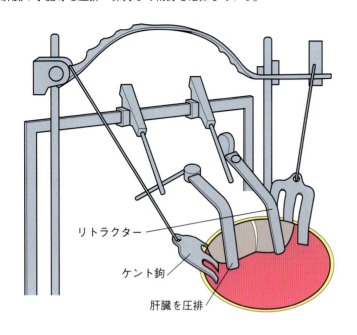

図3 開腹創と閉腹時のドレーン留置

（①肝切離面，② Winslow 孔，③膵空腸吻合部前面）

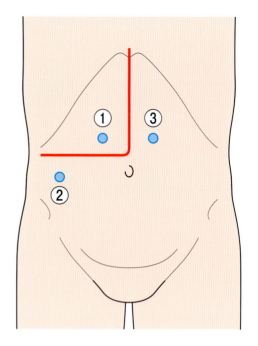

- 両側肋骨弓にケント鉤をかけて，肋骨弓を頭側に挙上する。
- 肝円索は臍近傍で切離し，肝側断端を牽引用に把持しておく。
- ドレーンに関しては，胆嚢床切除術の際には右側腹部より肝切離面と Winslow 孔に，拡大右肝切除術の際には右横隔膜下〜肝切離面と Winslow 孔にそれぞれ閉鎖式ドレーンを 1 本ずつ挿入している（図3）。膵頭十二指腸切除術を実施した場合には，これらのドレーンに加えて，正中切開創左側より膵空腸吻合部前面に閉鎖式ドレーンを 1 本追加している（図3）。

4. 周術期のポイント

(1) 術前

- 閉塞性黄疸に対しては，経皮経肝胆道ドレナージは腫瘍学的に腹膜播種のリスクが高くなることが報告されているため，内視鏡的胆道ドレナージを第一選択とする。加えて，胆汁の流出状況を把握することにより，カテーテルのトラブル時に迅速に対応できるようにするため，内視鏡的経鼻胆管ドレナージを原則としている。また，閉塞性黄疸を伴う胆嚢癌では拡大右肝切除術が必要となる症例が多いので，残肝側である肝左葉のドレナージを行うことが多い。
- 胆道ドレナージを実施する症例では，ドレナージ前に必ず MDCT（multi-detector row CT）を施行する。ドレナージカテーテル留置後はカテーテルによるアーチファクトにより，正確な病巣の進展範囲診断が困難となるためである。
- 胆道ドレナージ症例では，腸肝循環の維持，肝再生促進，術後の bacterial translocation の予防等の観点から，外瘻とした胆汁は内服還元する。胆汁の監視培養検査を週に 1 回実施して，検出された細菌に感受性のある抗菌薬を術中〜術後に投与する。胆汁中から検出された細菌が術後感染性合併症の起因菌となる可能性が高いためである。
- 術後の感染性合併症の予防の観点から，シンバイオティクスを投与する。
- 拡大右肝切除術を予定する症例では CT-volumetry を実施し，黄疸肝で予測残肝容積が

40％を下回る場合は，肝右葉（切除側）の経皮経肝門脈塞栓術を実施する．減黄後（血清総ビリルビン値＜2.0mg/dL）にICG検査を実施し，CT-volumetryの予測残肝容積の結果と合わせて耐術能を評価する．

(2) 術後
- 血液検査に関しては，術後1，2，3，5，7日目にルーチンで血算・生化学・凝固系の検査を行い，術後合併症の早期発見に努める．術後7日目以降は，必要に応じて適宜，血液検査を実施する．
- ドレーン排液の性状と量を連日チェックする．膵頭十二指腸切除術後の症例では，術後1，3，5日目にルーチンでドレーン排液のアミラーゼ値を測定する．また，ドレーン排液の監視培養検査を術後3～5日目に行う．
- 術後の血液検査で漸減傾向を示していた肝酵素や総ビリルビン値が急上昇した場合，門脈血栓症や感染巣の有無を評価するために腹部超音波検査や腹部造影CT検査を実施する．これらの異常値を認めない場合でも，術後7日目を目安として腹部造影CT検査を行い，胆汁漏・腹腔内膿瘍・膵液瘻・門脈血栓症・仮性動脈瘤・胸水の有無等をチェックする．
- ドレーンの性状が漿液性で，CT検査で胆汁漏・腹腔内膿瘍・膵液瘻等を疑う所見がなく，ドレーン排液の培養検査が（塗抹）陰性であればドレーンを抜去する．胆汁漏・腹腔内膿瘍・膵液瘻等を疑う所見を認めた場合，術後7日目以降にドレーン交換を行い，ドレーンを適切な位置に調整する．すでに留置してあるドレーンでドレナージが不良な部位を認める場合は，経皮的穿刺または開腹ドレナージを考慮する．
- 術後1～2日目に水分摂取を開始し，術後3～5日目に食事を再開する．膵頭十二指腸切除術後は脂肪制限食とする．また，拡大右肝切除症例や高齢者など術後早期の食事再開が困難と考えられる症例に対しては，術中に腸瘻を留置し，術後早期より経腸栄養を開始する．ドレナージ不良の膵液瘻を認める場合は絶食とし，早期にドレナージを図る．胃内容排出遅延（delayed gastric emptying）を発症した場合には絶食とし，経鼻胃管の挿入を考慮する．

Ⅱ 手術を始めよう—手術手技のインデックス！

1．手術手順の注意点
- 胆嚢癌の進展様式は多様であり，術前画像と術中所見に基づいて個々の症例の病巣所見（進展様式）に応じた適切な根治術式を選択する．
- 筆者らの施設における進行胆嚢癌に対する基本術式である胆嚢床切除＋肝外胆管切除＋胆嚢摘出＋領域リンパ節郭清（Glenn手術変法）の手順をまず初めに以下に示す．
- 肝右葉の脈管・胆管への浸潤や高度な肝内進展を認める場合は，本術式に拡大右肝切除術を追加する[1]．
- 胃・十二指腸・膵頭部への直接浸潤や高度な膵頭周囲リンパ節転移を認める場合は，本術式に膵頭十二指腸切除術を追加する[2]．
- その他，横行結腸や大網への浸潤を認める場合は切離マージンを確保するため結腸部分切除術や大網切除術を行う．門脈浸潤陽性の症例に対しては，癌遺残なく根治切除が可能と判断された場合に合併切除・再建を行う．
- 術前・術中診断で肝十二指腸間膜や肝外胆管への癌浸潤陰性かつリンパ節転移陰性と診断された場合，肝外胆管温存を考慮する．

2. 実際の手術手順

【Ⅰ．胆嚢癌に対する肝切除術（胆嚢床切除術または拡大右肝切除術）】

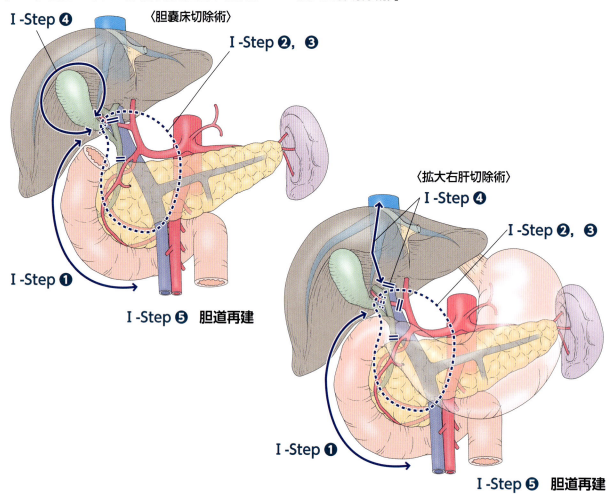

[<Focus は本項にて習得したい手技（後述）]

Ⅰ-Step ❶ (p.80)	**Kocher 授動術：Staging と Resectability の判定** <Focus 1 　a．下大静脈と左腎静脈の露出 　b．大動脈周囲リンパ節（No.16）のサンプリング	
Ⅰ-Step ❷ (p.82)	**上膵頭後部（No.13a）・総肝動脈幹（No.8）リンパ節郭清，十二指腸側胆管切離，門脈のテーピング** <Focus 2 　a．上膵頭後部リンパ節（No.13a）郭清と上十二指腸動静脈・右胃動静脈の処理 　b．膵上縁における総肝動脈幹前・上部リンパ節（No.8a）郭清と総肝動脈のテーピング	

- I-Step ❸ (p.86)
  - c. 胃十二指腸動脈の露出と後上膵十二指腸動脈の結紮切離（図A）
  - d. 十二指腸側胆管（総胆管）切離
  - e. 門脈のテーピングと腹腔動脈周囲リンパ節（No.9）の右側，総肝動脈幹後部リンパ節（No.8p）郭清の完了（図B）
- I-Step ❸ (p.86) **肝十二指腸間膜内リンパ節（No.12）郭清** Focus 3
  - a. 肝動脈リンパ節（No.12a）郭清と，固有肝動脈および左・中・右肝動脈のテーピング（図C）
  - b. 門脈リンパ節（No.12p）郭清
- I-Step ❹ (p.88) **肝門部処理と肝切離**
  - 〈胆嚢床切除術〉 Focus 4
    - a. 右肝動脈からの総肝管の遊離と胆嚢動脈の結紮切離および胆嚢管リンパ節（No.12c）の郭清
    - b. 癌浸潤先進部から2cmの肝切離マージンを確保した肝実質切離
    - c. 前区域Glisson鞘の露出と胆嚢板切離
    - d. 総肝管を左右肝管合流部直下で切離し標本摘出（図D）
  - (p.90) 〈拡大右肝切除術〉 Focus 5
    - a. 右肝動脈起始部の結紮切離，および門脈右枝起始部の切離と断端処理
    - b. 肝右葉と尾状葉の授動，および短肝静脈の処理
    - c. 肝実質切離：頭側はCantlie線に沿った離断，尾側は癌浸潤先進部から2cmの肝切離マージンを確保したS4a領域の切離
    - d. 右肝静脈の切離と断端処理
    - e. 左肝管を切離して標本摘出
- I-Step ❺ (p.93) **胆道再建** ＊
  - a. 肝管空腸吻合
  - b. 空腸空腸吻合

＊ここでは簡単に手技のコツ（ Knack ）を示します。

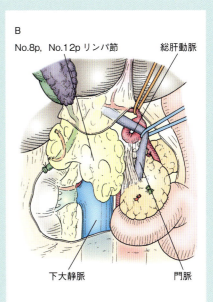

B
No.8p，No.12pリンパ節　総肝動脈
下大静脈　門脈

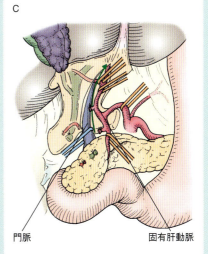

C
門脈　固有肝動脈

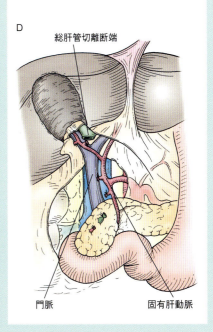

D
総肝管切離断端
門脈　固有肝動脈

【Ⅱ. 胆嚢癌に対する胆嚢床切除術＋膵頭十二指腸切除術】

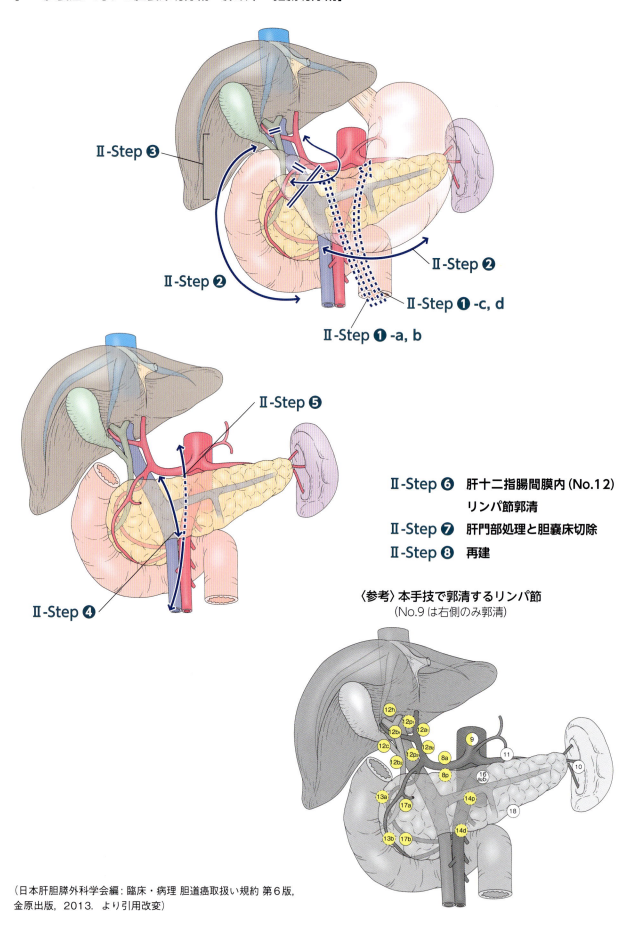

Ⅱ-Step ❻　肝十二指腸間膜内（No.12）リンパ節郭清
Ⅱ-Step ❼　肝門部処理と胆嚢床切除
Ⅱ-Step ❽　再建

〈参考〉本手技で郭清するリンパ節
（No.9 は右側のみ郭清）

（日本肝胆膵外科学会編：臨床・病理 胆道癌取扱い規約 第6版, 金原出版, 2013. より引用改変）

[Focus は本項にて習得したい手技（後述）]

II-Step ❶ (p.94) 左後方アプローチ：Staging および Resect-ability の判定と上腸間膜動脈リンパ節 (No.14) 郭清 Focus 6
    a. 下大静脈と左腎静脈の露出，大動脈周囲リンパ節 (No.16) のサンプリング
    b. 上腸間膜動脈起始部の確認
    c. 下膵十二指腸動脈・第一空腸動静脈の結紮切離と上腸間膜動脈左縁から後方の郭清
    d. 空腸切離

II-Step ❷ (p.96) 網嚢開放，後腹膜からの十二指腸遊離と上腸間膜静脈の露出・テーピング *

II-Step ❸ (p.96) 胃切離，総肝動脈幹リンパ節 (No.8) 郭清，門脈の露出・テーピング，胃十二指腸動脈の結紮切離 *

II-Step ❹ (p.96) 膵切離 *

II-Step ❺ (p.97) 上腸間膜静脈周囲の郭清，上腸間膜動脈右縁の郭清 *

II-Step ❻ (p.97) 肝十二指腸間膜内リンパ節 (No.12) 郭清（【胆嚢癌に対する肝切除術】の項 p.86 参照）

II-Step ❼ (p.97) 肝門部処理と胆嚢床切除術（【胆嚢癌に対する肝切除術】の項 p.88 参照）

II-Step ❽ (p.98) 再建 *
    a. 膵空腸吻合 (Blumgart 変法)
    b. 肝管空腸吻合
    c. 胃空腸吻合

*ここでは簡単に手技のコツ(Knack)を示します。

Ⅲ 手技をマスターしよう！

【Ⅰ．胆嚢癌に対する肝切除術】

Ⅰ-Step ❶
Focus 1 ▶ Kocher 授動術：Staging と Resectability の判定

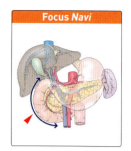

1. 手技のスタートとゴール（図4）

- Staging と Resectability の術中評価を正確に行う。
- この後の領域リンパ節郭清を安全かつ過不足なく実施するために十分な Kocher 授動術を行う。
- 大動脈周囲リンパ節をサンプリングする。

図4 Kocher 授動術
a：Kocher 授動術開始（後腹膜切開ライン）
b：大動脈周囲リンパ節サンプリング終了後

2. 手技の習得

> ● **手技の概要**
> 腹膜播種や肝転移の有無，原発巣の周囲臓器への浸潤の程度を検索する。Kocher 授動術を大動脈左縁まで行い，膵頭部を後腹膜から完全に遊離させる。領域リンパ節転移の有無を評価するとともに大動脈周囲リンパ節をサンプリングする（🎥 1 ）。
>
> ● **手技習得のポイント**
> (1) 開腹後，腹膜播種や肝転移の有無，原発巣の周囲臓器への浸潤の程度を視・触診や術中超音波検査にて検索する。
> (2) 十二指腸下行脚外縁に沿って後腹膜を切開し（図 4a），Kocher 授動術を大動脈左縁まで十分に行い，膵頭部を後腹膜から完全に遊離する。左腎静脈より頭側では下大静脈の外膜を露出する層で剥離を進める。左側・頭側は上腸間膜動脈や腹腔動脈幹の起始部付近まで剥離しておく。大動脈周囲リンパ節や領域リンパ節の転移の有無を視・触診で評価するとともに，大動脈周囲リンパ節をサンプリングして術中迅速病理組織検査に提出し，転移の有無を確認する（図 4b）。

（動画時間 02：31）

3. アセスメント

Q 腹膜播種や肝転移を 1 カ所でも認めた場合は非切除としてよいのか？

▶ 腹膜転移や肝転移等の遠隔転移巣があることが確認されれば，根治切除を中止して非切除とするのが一般的である。原発巣近傍の少数個の肝転移巣に対しては，患者が耐術可能，肉眼的に癌の遺残なく安全に手術が可能，他に予後不良となる因子が存在しない等の条件を考慮したうえで，根治切除（原発巣および転移巣を含めた肝切除）を実施するか否かを判断する。

Q Kocher 授動術を実施する際の注意点は？

▶ 十二指腸下行脚外縁に沿って後腹膜を切開し，十二指腸壁に沿って剥離を進める。剥離層に適度な緊張をかけると疎な結合組織の層が現れるので，これを電気メスで切離していく。

▶ 背側に下大静脈が透見されてきたら一層深く入り，以降は下大静脈外膜に沿って剥離を進めていく。この層においても，適度な緊張をかけると疎な結合組織の層が現れるのでこれを切離していく（図 5）。

▶ 左腎静脈を露出し，左側・頭側は上腸間膜動脈や腹腔動脈幹の起始部付近まで剥離しておくと，後に実施する領域リンパ節郭清が容易となる。

Q 大動脈周囲リンパ節のサンプリングはどこを行うのか？ 大動脈周囲リンパ節郭清の適応は？

▶ Kocher 授動術を実施後，腹腔動脈幹から下腸間膜動脈の範囲（No.$16a_2$ 〜 No.$16b_1$）の大動静脈間リンパ節を中心に，大動脈周囲リンパ節転移の有無を入念に視・触診で検索する。腫大した大動脈周囲リンパ節を認めた場合には，サンプリングして術中迅速病理組織検査に提出し，転移の有無を確認する。

▶左腎静脈尾側のNo.16b_1領域の大動静脈間リンパ節をサンプリングすることが多い。その際,右腎動脈を損傷しないよう,術前画像で大動脈からの起始部の位置や左腎静脈との位置関係を把握しておく。

▶大動脈周囲リンパ節転移を認めた場合には,少数個であれば,耐術能,手術侵襲度,予測される予後のバランスを考慮して,大動脈周囲リンパ節郭清を付加して根治切除を実施するのか,非切除とするのかを決定している。

▶筆者らの施設では術中所見で明らかな領域リンパ節転移を認めた場合(可能であれば術中迅速病理組織検査で確認),大動脈周囲リンパ節(No.16a_2〜No.16b_1,大静脈前〜大動静脈間〜大動脈前リンパ節)郭清の追加を原則としている[3,4]。

図5 下大静脈に沿った剥離

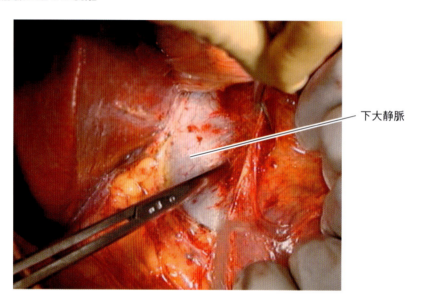

下大静脈

I-Step ❷
Focus 2 上膵頭後部(No.13a)・総肝動脈幹(No.8)リンパ節郭清,十二指腸側胆管切離,門脈のテーピング

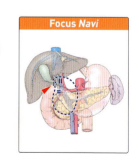

Focus Navi

1. 手技のスタートとゴール(図6)
- 上膵頭後部(No.13a),総肝動脈幹(No.8)リンパ節を過不足なく郭清する。
- 十二指腸側胆管(総胆管)を切離する。

図6 上膵頭後部（No.13a）・総肝動脈幹（No.8）リンパ節郭清，十二指腸側胆管切離，門脈のテーピング

a：上膵頭後部（No.13a）〜総肝動脈幹（No.8）リンパ節の郭清ライン（図中緑矢印は切離線を示す）
b：上膵頭後部リンパ節（No.13a）郭清
c：総肝動脈〜固有肝動脈起始部〜胃十二指腸動脈〜後上膵十二指腸動脈の露出（図中黒線は切離線を示す）
d：総肝動脈幹後部（No.8p），門脈（No.12p）リンパ節郭清

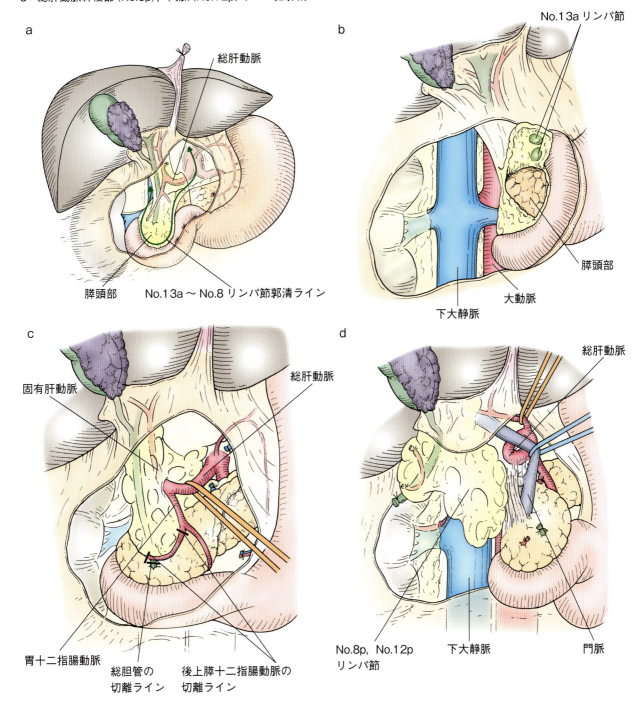

2. 手技の習得

● 手技の概要
上膵頭後部（No.13a）・総肝動脈幹（No.8）リンパ節の郭清を実施する。その後，十二指腸側胆管（総胆管）を切離する（▶②）。

(動画時間 02：43)

● 手技習得のポイント
(1) 膵頭部背側・頭側の十二指腸壁に流入する小血管〜十二指腸球部の頭側縁（小彎側）の上十二指腸動静脈を結紮切離し（図6a），膵頭部の頭側面を十分に露出する。乳頭部の高さより頭側の上膵頭後部リンパ節（No.13a）を含む脂肪組織を，膵実質損傷をきたさないように膵頭部後面から丁寧に剥離していく（図6b）。右胃動静脈を胃壁から数cm離れた部位で結紮切離し，小網を切開する。

(2) 膵上縁で総肝動脈幹前・上部リンパ節（No.8a）および神経叢を郭清しつつ，総肝動脈にテープをかける。続けて腹側から腹腔動脈周囲リンパ節（No.9）の右側，総肝動脈幹後部リンパ節（No.8p）を可及的に郭清しておく。総肝動脈に続けて，固有肝動脈起始部，胃十二指腸動脈，後上膵十二指腸動脈を露出する（図6c）。これらの操作時に，膵頭部上縁で固有肝動脈の背側を走行する門脈にテープをかけておく。後上膵十二指腸動脈は起始部と膵実質近くの2カ所で結紮切離する。

(3) 膵頭部上縁で膵実質を露出させながら郭清を進め，総胆管を露出してテープをかける。総胆管の前面を横切る後上膵十二指腸動脈断端を切除側につける形で，十二指腸側胆管（総胆管）を切離する。胆管の切離断端を術中迅速病理組織検査に提出し，悪性所見がないことを確認する。残存側の胆管断端を4-0吸収糸で連続縫合閉鎖する。

(4) 十二指腸を腹側・左側に挙上し，門脈にかけたテープを牽引して，残っていた上膵頭後部リンパ節（No.13a）を上腸間膜動脈起始部まで郭清する。続けて膵鉤部の頭側部を露出させながら頭側に向かって郭清を進め，腹腔動脈周囲リンパ節（No.9）の右側，および総肝動脈幹後部（No.8p），門脈（No.12p）リンパ節の郭清とつなげる（図6d）。これらのリンパ節と大動脈周囲リンパ節との間に介在するリンパ管等の組織を数回に分けて結紮切離する。

3. アセスメント

Q 上膵頭後部リンパ節（No.13a）郭清時に後上膵十二指腸動脈を切離する必要はあるのか？

▶ 後上膵十二指腸動脈は，通常，胃十二指腸動脈の第1分枝で，総胆管の前面を横切って膵実質に入り込んでいく。後上膵十二指腸動脈の同定・結紮切離を，上膵頭後部リンパ節（No.13a）郭清を過不足なく実施するための指標としている[4,5]。

▶ 筆者らの施設では，後上膵十二指腸動脈を温存して上膵頭後部リンパ節（No.13a）郭清を実施した症例で，同動脈に仮性瘤が形成され，術後出血を発症した経験がある。術後出血を予防するためにも後上膵十二指腸動脈を確実に結紮切離すべきであると考えている。

Q 十二指腸側胆管（総胆管）の切離部位は？

- 肝外胆管を切離する症例では，前述したように上膵頭後部リンパ節（No.13a）郭清の際に，後上膵十二指腸動脈を起始部と膵実質流入部の2カ所で結紮切離している。膵実質を露出させながらこの領域の郭清を進めると，後上膵十二指腸動脈が総胆管の前面を横切る高さのやや十二指腸側で総胆管を同定することができる。この高さで十二指腸側胆管（総胆管）を切離する。
- 胆管断端は必ず術中迅速病理組織検査に提出し，悪性所見がないことを確認する。断端が悪性所見陽性であった場合，膵内に向かって胆管を剥離・追求し，断端の悪性所見の陰性化を図る。
- 胆管切離の際には，感染や播種を予防するために，胆汁を腹腔内に極力こぼさないように注意する。具体的には，切離部位の切除側を結紮し，残存側に鉗子をかけたうえで，吸引の準備下で胆管を切離している。

Q 総肝動脈幹後部リンパ節（No.8p）郭清のコツは？

- 膵上縁，腹側からでは十分に視野展開できず，総肝動脈幹後部リンパ節（No.8p）は郭清しにくいことも多い。
- 十二指腸側胆管（総胆管）を切離した後に，膵頭部を腹側に挙上しながらテーピングした門脈を腹側に牽引する。上膵頭後部リンパ節（No.13a）郭清からつなげて膵鉤部の頭側部を露出させながら郭清を進めると，腹腔動脈周囲リンパ節（No.9）の右側，総肝動脈幹後部リンパ節（No.8p），門脈リンパ節（No.12p）とつながり，これらのリンパ節を過不足なく郭清することができる（図7）。
- この視野では，総肝動脈が後腹膜から垂直方向に立ち上がっているため，鉗子を用いて剥離する際に総肝動脈を損傷しないように注意する。
- この領域は胆嚢癌のリンパ行性進展における主経路であるため，根治切除の際にはこれらのリンパ節郭清が必要不可欠である[4,5]。

図7 膵鉤部頭側部の露出

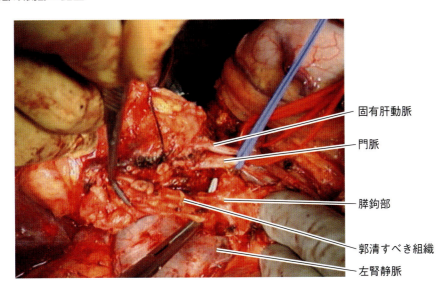

I-Step ❸
Focus 3 肝十二指腸間膜内リンパ節（No.12）郭清

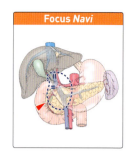

1. 手技のスタートとゴール
● 肝十二指腸間膜内リンパ節（No.12）を過不足なく en bloc に郭清する。

図8 肝十二指腸間膜内リンパ節（No.12）郭清（図中緑矢印は郭清方向を示す）
a：固有肝動脈，左肝動脈に沿って臓側腹膜を腹側・左側寄りで縦切開する
b：肝十二指腸間膜内の脂肪組織を門脈前面左側寄りで縦切開する

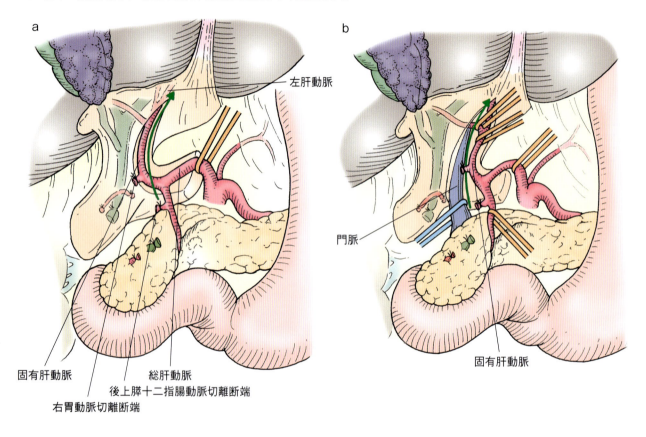

図9 領域リンパ節郭清終了後
上膵頭後部リンパ節（No.13a），総肝動脈幹後部リンパ節（No.8p），門脈リンパ節（No.12p）が郭清され，膵鉤部の頭側部が露出している。

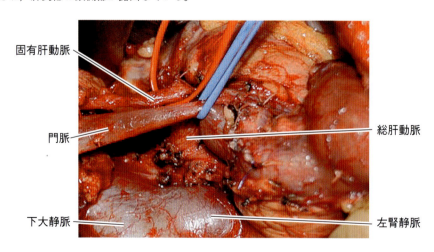

2. 手技の習得

- **手技の概要**
  肝十二指腸間膜内リンパ節（No.12）郭清を行う（▶③）。
- **手技習得のポイント**
  (1) 固有肝動脈，左肝動脈に沿って臓側腹膜を腹側・左側寄りで縦切開して間膜を開く（図8a）。これらの動脈にテープをかけてから周囲のリンパ節，神経，結合組織を剥離し，肝動脈リンパ節（No.12a）を郭清する。途中で右胃動脈を根部で結紮切離する（一度胃壁寄りで結紮切離しているため，二度切りとなる）。右肝動脈起始部を同定してテープをかける。左・中肝動脈を肝門流入部まで剥離・郭清する。
  (2) 肝十二指腸間膜内の脂肪組織を門脈前面左側寄りで縦切開する（図8b）。門脈から周囲のリンパ節，神経，結合組織を剥離し，門脈リンパ節（No.12p）を郭清する（図9）。肝側は左右門脈枝分岐部まで剥離・郭清を進める。

（動画時間 02：33）

3. アセスメント

Q 肝十二指腸間膜内リンパ節（No.12）郭清のコツは？

▶肝十二指腸間膜のリンパ節郭清は，いわゆる"観音開き"の要領で行う（図10）。

▶まず肝動脈（固有肝動脈〜左肝動脈），次いで門脈に沿って腫瘍から遠い位置（左側）で，リンパ節を避けて縦切開を加える。

▶温存すべき肝動脈，門脈を外膜に沿って全周性に露出した後，間膜外に引き出し，リンパ節・リンパ管網を含む残りの組織をすべて肝外胆管とともに en bloc に摘出する意識が大切である。

▶この操作が終了すると，en bloc に郭清されたリンパ節を含む組織すべてが，脈管や膵頭部から完全に遊離された状態となる。

図10 肝十二指腸間膜のリンパ節郭清
a：肝動脈に沿った観音開き
b：門脈に沿った観音開き

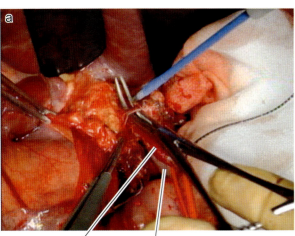
固有肝動脈　門脈

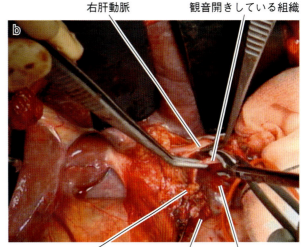
右肝動脈　観音開きしている組織
郭清組織　左腎静脈　門脈

Q 肝外胆管を温存する場合の肝十二指腸間膜内リンパ節(No.12)郭清の注意点は？

▶肝外胆管を温存してリンパ節を郭清する際は，術後の胆管虚血に起因する胆道狭窄を予防する意識が大切である。

▶肝外胆管は主に，右肝動脈と後上膵十二指腸動脈から動脈血の供給を受けている。肝外胆管を温存する場合は，通常温存する右肝動脈に加えて，後上膵十二指腸動脈を温存する。

▶胆管周囲のリンパ節を郭清する際には，右肝動脈および後上膵十二指腸動脈から分岐するいわゆる3 o'clock artery・9 o'clock arteryおよび胆管の血管網を温存する層で剥離を進める。

▶具体的には，肝外胆管の周囲にわずかに結合組織を残すこと，また肝外胆管と右肝動脈および後上膵十二指腸動脈とを剥離しないことで，胆管虚血を予防することができる。

I-Step ❹
Focus 4　肝門部処理と肝切離：胆嚢床切除術

1. 手技のスタートとゴール
- 癌浸潤先進部から2cmの肝切離マージンを確保して胆嚢床を切除する。
- 肝門部の温存すべき脈管を損傷することなく，総肝管を左右肝管合流部直下で切離する。

2. 手技の習得

● **手技の概要**

右肝動脈に沿ってリンパ節郭清を進める。肝切離マージンを確保して胆嚢床を切除する。総肝管を左右肝管合流部直下で切離して標本を摘出する（▶4）。

● **手技習得のポイント**

(1) 右肝動脈に沿って，肝側に向かって郭清を進める。総肝管と交差する部分（通常は総肝管の後面）で首の短い胆管動脈枝が分岐するので，これを根部で結紮切離すると総肝管が右肝動脈から遊離される。胆嚢動脈を根部で結紮切離し，胆嚢管リンパ節(No.12c)を郭清する。肝側は右前・後区域動脈枝の分岐部まで郭清する（図11b）。

(2) 術中超音波検査を実施し，癌浸潤先進部から2cmの肝切離マージンを確保して肝切離予定線を肝表面にマーキングする（図11c）。中肝静脈とそれに合流する分枝の走行も確認しておく。

(3) 固有肝動脈，門脈にブルドッグ鉗子をかけて肝流入血を遮断し，肝実質切離を行う。筆者らの施設では，通常，CUSAを用いて肝実質切離を行っている。肝実質切離を進めると前区域のGlisson鞘本幹に到達するので，これを露出しつつ胆嚢板をGlisson鞘への移行部で切離する。

(4) 左右肝管合流部直下でブルドッグ鉗子をかけて総肝管を切離し，標本をen blocに摘出して切除終了とする（図11d）。

（動画時間02：54）

図11 肝門部処理と肝切離：胆嚢床切除術
a：胆嚢床切除の範囲
b：肝門部のリンパ節郭清
c：胆嚢床切除における肝切離予定線（図中緑矢印；癌浸潤先進部から2cm離す）
d：胆嚢床切除終了後

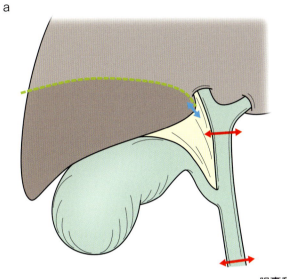
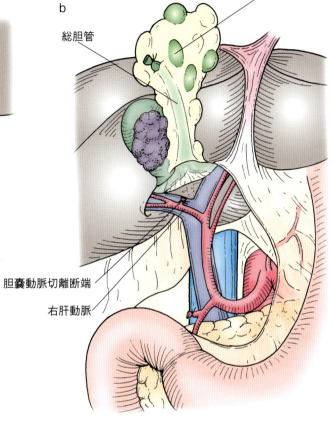
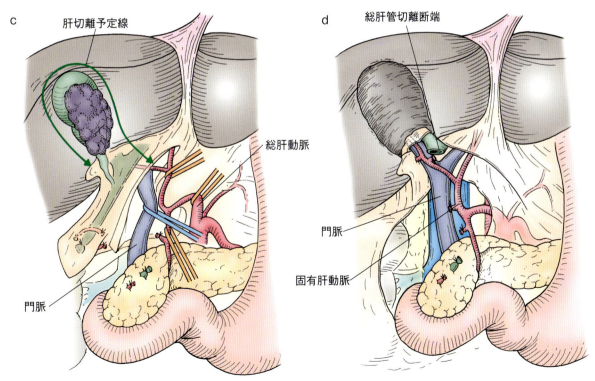

3. アセスメント

Q 胆嚢床切除術の際の肝切離面はどのように設定するのか？ 肝実質切離中の注意点は？

▶胆嚢床切除術の目的は，肝内直接浸潤部位と，その癌浸潤先進部から2cm以内に認められる顕微鏡的なGlisson鞘浸潤巣を除去して，肝切離マージンを確保することである[1]。

▶筆者らの施設における肝内浸潤陽性の胆嚢癌症例における検討で，すべての顕微鏡的なGlisson鞘浸潤巣は肉眼的な癌浸潤先進部から2cm未満の肝実質内に分布していたことが，その理論的背景である[1]。

▶術中超音波検査を用いて，癌浸潤先進部から2cmの肝切離マージンを確保できるように切離面を設定する。

▶胆嚢板に近づかないように肝実質切離を進めて前区域Glisson鞘本幹に到達し，これを露出しつつ胆嚢板を前区域Glisson鞘への移行部で切離するのがコツである。

▶胆嚢底部で肝切離マージンを2cmに設定しても，頸部では前区域Glisson鞘本幹に規定されるために2cm未満となる。このことは，肝S4a + S5切除術においても同様である。

Q 縮小手術としての胆嚢全層切除の適応と切除の際の要点は？

▶高齢者・poor risk症例においてT2胆嚢癌が疑われる場合，肝切除を省略して胆嚢全層切除を選択することがある。

▶胆管(No.12b)，胆嚢管(No.12c)リンパ節を中心に尾側から郭清を進めた後，胆嚢を全層で切除する。

▶通常の胆嚢摘出術の剥離層（疎な結合組織の層）から肝臓側に入り，胆嚢板を切除側に含む形で肝実質を露出しながら切離を進める。肝実質に入り込まないように適切な層に入ったら，少しずつ鈍的に剥離を進めるのも1つの方法である。

▶ほぼ必ず肝実質から出血を認めるので，こまめに凝固止血する。

▶胆嚢板を肝門部で切離して通常の胆嚢摘出術の層に戻り，尾側からの郭清ラインにつなげた後，胆嚢管を切離して標本を摘出する。

Q 肝側胆管の切離部位は？

▶リンパ節郭清を行って右肝動脈と総肝管を遊離した場合，胆管を長く残すと虚血により狭窄を起こす可能性がある。そのため，原則として左右肝管合流部直下で胆管を切離することが望ましい。

I-Step ❹
Focus 5 肝門部処理と肝切離：拡大右肝切除術

1. 手技のスタートとゴール

- 肝門部で脈管を適切に処理する。
- 肝右葉・尾状葉を安全に授動する。
- 癌遺残のない適切なラインで肝実質を切離する。

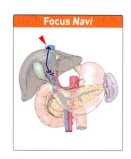
Focus Navi

図12 肝門部処理と肝切離：拡大右肝切除術（図中緑矢印は肝切離ライン，赤線は脈管処理部位を示す）
a：拡大右肝切除術における肝切離予定線（頭側は demarcation line に沿って，肝 S4a 領域は癌浸潤先進部から 2cm 離す）
b：肝右葉授動
c：肝 S4a を切除する場合の肝切離ライン
d：拡大右肝切除終了後

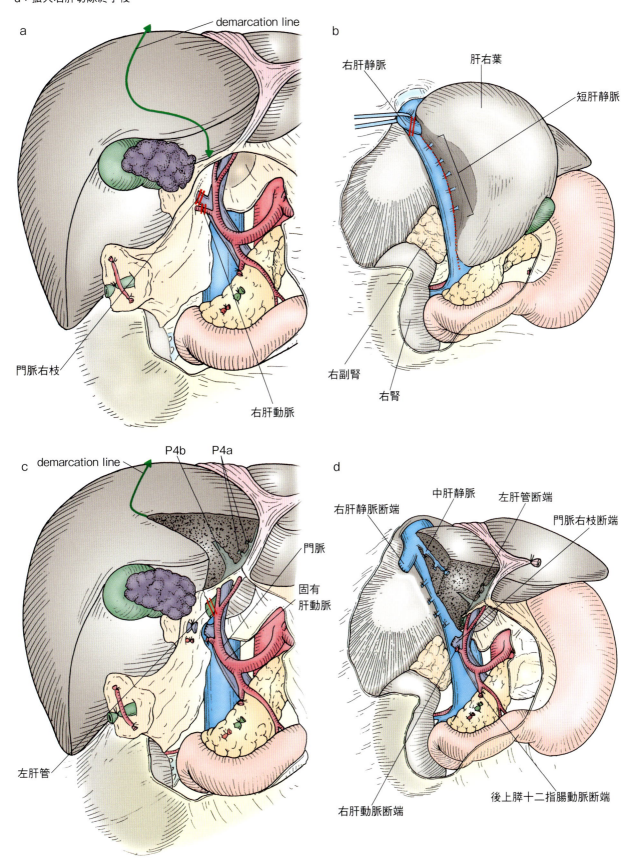

2. 手技の習得

◉ **手技の概要**

高度な肝内進展または肝右葉の脈管・胆管への浸潤を伴う胆嚢癌に対しては拡大右肝切除術を行う。

◉ **手技習得のポイント**

(1) 右肝動脈起始部を，刺入結紮を含む二重結紮の後に切離する。門脈左枝，右枝にテープをかける。尾状葉全切除の場合，門脈左枝横行部から分岐する門脈尾状葉枝をすべて結紮切離する。門脈右枝を起始部で切離して連続縫合閉鎖する。この時点でCantlie線にdemarcation lineが出現する（図12a）。

(2) 肝鎌状間膜，右冠状間膜を肝付着部に沿って頭側に向かって切離していき，右肝静脈，中・左肝静脈共通幹の下大静脈流入部を露出させておく。右三角間膜，肝腎間膜を切離し，bare areaを剥離して肝右葉を左方へ授動する。その後，右副腎と肝臓の間を剥離する（図12b）。

(3) 下大静脈に至り，尾側から頭側，右から左に向かって短肝静脈を結紮切離する。短肝静脈の下大静脈側断端は，単結紮では結紮糸が脱落するおそれがあるため，原則的に二重結紮あるいは結紮＋クリップとする。太い短肝静脈は血管鉗子をかけた後に切離し，血管縫合糸で連続縫合閉鎖する。

(4) 左尾状葉温存の場合には，短肝静脈の処理は下大静脈右側～前面中央までにとどめる。尾状葉を全切除する場合には，Arantius管を左肝静脈流入部で結紮切離後，左から右に向かって短肝静脈を処理しつつ右方へSpiegel葉を脱転する。そして，右からの脱転と連続させ，尾状葉を下大静脈から完全に遊離する。その後，右下大静脈靭帯を切離し（静脈が存在することが多いので，血管鉗子をかけて切離し，断端を連続縫合で閉鎖することが多い），右肝静脈を露出してテープをかける（図12b）。

(5) 術中超音波検査を実施し，癌浸潤の範囲，中肝静脈の走行を確認する。頭側はdemarcation lineに沿って，S4a領域は癌浸潤先進部から2cm離して，肝実質切離予定線を肝表面にマーキングする。肝直接浸潤が高度な場合には，P4aを門脈臍部の右側で結紮切離（P4bを温存）してS4aとS4bとの間のdemarcation lineに沿って肝切離を行う（図12c）。

(6) 肝切離を進めて中肝静脈本幹に達し，その右壁を露出しつつ頭側に向かう。尾状葉全切除の場合には，中肝静脈後壁を露出しつつArantius管のやや腹側に向かって肝切離を進める。左尾状葉温存の場合には，中肝静脈の右壁に沿ったまま下大静脈前面中央に向かって肝切離を進める。右肝静脈を，血管鉗子をかけた後に切離し，血管縫合糸で断端を連続縫合する（自動縫合器を用いて切離してもよい）（図12d）。

(7) 尾状葉全切除の場合には，胆管を門脈臍部の右縁に沿って切離する。左尾状葉温存の場合，左尾状葉Glisson枝より肝門側で左肝管を切離し，標本をen blocに摘出する（図12d）。胆管切離断端を術中迅速病理組織検査へ提出し，悪性所見がないことを確認する。

3. アセスメント

Q 門脈右枝の処理はどのように行ったらよいのか？

- 門脈右枝起始部を十分に長く確保できた場合は，刺入結紮を含む二重結紮後に門脈右枝を切離する．
- 門脈右枝起始部を十分に長く確保できない場合，門脈本幹と門脈左枝に血管鉗子をかけた後に門脈右枝を切離し，断端を短軸方向に連続縫合閉鎖する．
- 門脈塞栓術を行い，血栓や塞栓物質が門脈右枝起始部近傍まで存在する場合も，同様に処理することで内腔の血栓の有無を確認できる．
- 門脈左右分岐部～本幹に癌浸潤を認める場合には，通常は門脈切除・再建を肝実質離断後に行う．再建は2点支持にて後壁を intraluminal で，前壁を over and over で連続縫合にて行う．

Q 胆嚢癌では尾状葉は全切除すべきか？

- 肝門部胆管への浸潤が高度で左右肝管が分断されているような胆嚢癌では，癌遺残のない根治切除を達成するために，肝門部領域胆管癌と同様に尾状葉を全切除するほうが望ましい．一方，上部胆管に浸潤を認めるものの，左肝管に合流する左尾状葉胆管枝と癌浸潤部との距離がある場合は，左尾状葉は温存可能と考えている．

I-Step ❺
Knack 胆道再建（a. 肝管空腸吻合，b. 空腸空腸吻合）

- 胆道再建は，空腸を後結腸経路で挙上して Roux-en Y 法にて実施する．
- Treitz 靱帯から約 20cm 肛門側の位置で，自動縫合器を用いて空腸を切離する．肝管空腸吻合部まで余裕をもって挙上できる部位を選択する．辺縁動脈を処理し，小腸間膜を可及的に切開する．挙上空腸の切離断端は，漿膜筋層縫合で補強する．中結腸動静脈の右側で横行結腸間膜の無血管野に穴を開け，切離した空腸の肛門側をその穴より通して肝門部まで挙上する．
- 挙上空腸の側壁に，吻合する肝管の口径よりやや小さめに穴を開ける．5-0 モノフィラメント吸収糸を用いた全層一層の連続縫合で，肝管空腸吻合を端側吻合で行う．
- 肝管空腸吻合部から約 40cm 肛門側で，端側の空腸空腸吻合を Albert-Lembert 縫合または層層縫合で行う．内ヘルニア予防のため，挙上した空腸脚を横行結腸間膜と 3～4 針固定するとともに，小腸間膜の間隙も閉鎖する．

【Ⅱ. 胆嚢癌に対する胆嚢床切除術＋膵頭十二指腸切除術】

Ⅱ-Step ❶
Focus 6　左後方アプローチ：Staging および Resect-ability の判定と上腸間膜動脈リンパ節（No.14）郭清

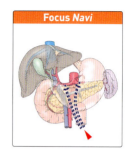

Focus Navi

1. 手技のスタートとゴール

- 上腸間膜動脈に左後方からアプローチして，第一空腸動脈・下膵十二指腸動脈を切離し，上腸間膜動脈リンパ節（No.14）郭清を行う。

図13　左後方アプローチ
a：大動脈周囲リンパ節をサンプリング後，上腸間膜動脈起始部後壁から左壁を露出
b：第一空腸動脈と下膵十二指腸動脈の露出

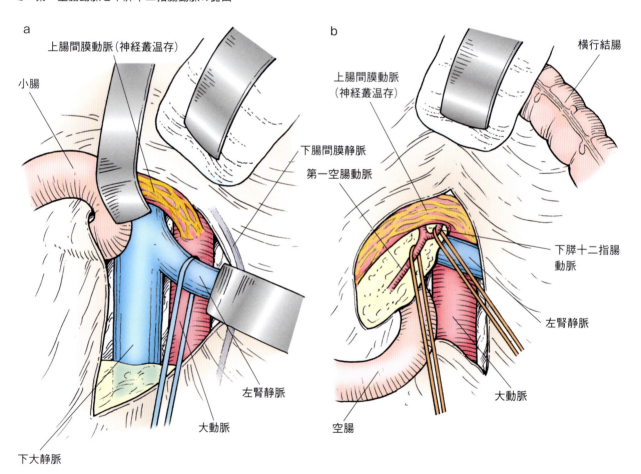

2. 手技の習得

● **手技の概要**

胃，十二指腸，膵臓への直接浸潤または高度な膵頭周囲リンパ節転移を認める胆嚢癌に対して，胆嚢床切除術に膵頭十二指腸切除術を付加する。手術の早い段階で上腸間膜動脈に左後方からアプローチして，第一空腸動脈や下膵十二指腸動脈を切離し，上腸間膜動脈リンパ節（No.14）郭清を行う。

● **手技習得のポイント**

(1) 横行結腸を頭側に挙上して横行結腸間膜を進展させ，十二指腸空腸ヒダ，Treitz靱帯を切離して上部空腸を右方へ授動するとともに，後腹膜を左方から開放する。下大静脈壁腹側を頭側に向かって露出するとともに，左腎静脈を露出する（図13a）。大動脈周囲リンパ節をサンプリングして，術中迅速病理組織検査に提出し，転移の有無を確認する（詳細は Focus 1 を参照）。左腎静脈の頭側で上腸間膜動脈起始部の後壁から左壁を露出し，これ以降の郭清の目標点とする。

(2) 上部空腸を扇状に展開し，通常第二空腸動脈に沿って，小腸間膜を上腸間膜動脈左縁に向かって切開する。胆嚢癌では第二空腸動脈を温存する。第一空腸動脈を結紮切離すると，第一空腸静脈が視認される。なお，第一空腸動脈と下膵十二指腸動脈が共通幹を形成している場合には，共通幹を結紮切離する（図13b）。上腸間膜動脈の左縁から後方を，上腸間膜動脈神経叢を温存する層で剥離・露出しつつ，上腸間膜動脈リンパ節（No.14）郭清を頭側に向かって進める。最後に，先ほど露出しておいた上腸間膜動脈起始部後壁から左壁につなげる。

(3) 上部空腸を自動縫合器で切離する。

3. アセスメント

Q 上腸間膜動脈神経叢は温存すべきか？

▶根治切除可能な胆嚢癌では，膵癌とは異なり上腸間膜動脈神経叢に浸潤をきたすことはまれであるため，術後の下痢症状等の合併症を回避するために上腸間膜動脈神経叢を温存する層でリンパ節郭清を行う。

Q 左後方アプローチを行うメリットは何か？

▶従来は，上腸間膜動脈郭清は膵頭十二指腸切除術の最終局面で行われることが多かった。しかしながら，近年では浸潤性膵管癌に対して，切除膵への流入血遮断に伴う出血量の軽減，上腸間膜動脈側切離マージンの確保，切除可否の早期判定が可能であること等の利点から手術早期に上腸間膜動脈へアプローチする，いわゆる SMA first approach が主流となっている。

▶根治切除可能な胆嚢癌においては，浸潤性膵管癌とは異なり，上腸間膜動脈周囲への癌進展を認める症例は少ないが，出血量の軽減，また腫瘍学的にも理にかなったアプローチであることから，筆者らの施設では本アプローチを採用している。

▶胆嚢癌の進展範囲に応じて，通常どおりKocher授動術を大動脈左縁まで十分に行い，膵頭部を後腹膜から完全に遊離し，大動脈周囲リンパ節をサンプリングした後，左後方から上腸間膜動脈にアプローチしてもよい。

II-Step ❷
Knack 網嚢開放，後腹膜からの十二指腸遊離と上腸間膜静脈の露出・テーピング

- Kocher 授動術を行って十二指腸外側から剥離を進め，左側からの後腹膜の剥離層につなげる。
- 大網右半分を切離して網嚢を開放する。膵頭部と横行結腸間膜との間の剥離を進めて，先の Kocher 授動術における剥離層につなげる。この過程で副右結腸静脈を結紮切離する。上腸間膜静脈を膵下縁で露出してテーピングしておく。

II-Step ❸
Knack 胃切離，総肝動脈幹リンパ節（No.8）郭清，門脈の露出・テーピング，胃十二指腸動脈の結紮切離

- 胃の切離予定線は胆嚢癌の進展範囲により決定する。癌浸潤部から十分に切離マージンを確保できれば，通常は亜全胃温存膵頭十二指腸切除術としている。本術式で十分に切離マージンを確保できない場合は，広範囲胃切除を伴う古典的膵頭十二指腸切除術を選択する。
- 前者では幽門輪から約 3cm 胃側，後者では約 2/3 胃切除の部位に胃切離予定線を設定する。切離予定線の大彎側および小彎側で血管のアーケードを結紮切離し，各々胃大彎壁，小彎壁を露出する。その後，胃を自動縫合器で切離する。
- 切離した胃断端を左右によけ，膵上縁から総肝動脈幹前・上部リンパ節（No.8a）を剥離して郭清し，このリンパ節の背側にある総肝動脈にテープをかける。腹腔動脈周囲リンパ節（No.9）の右側，総肝動脈幹後部リンパ節（No.8p）を可及的に郭清すると同時に，総肝動脈の剥離を右側に進めて固有肝動脈起始部，胃十二指腸動脈起始部を露出し，それぞれテーピングする。また，膵頭部上縁で固有肝動脈の背側を走行する門脈もテーピングしておく。
- 胃十二指腸動脈は，テストクランプして肝動脈の血流が低下しないことを確認した後，4-0 プロリーン®糸を用いて刺入結紮を含む二重結紮後に切離する。

II-Step ❹
Knack 膵切離

- 上腸間膜静脈〜門脈前面と膵後面との間を剥離し，膵臓にテープをかける。膵上縁や膵下縁を横走する動脈を結紮し膵切離中の出血を減らす目的で，膵上縁と膵下縁に 4-0 モノフィラメント吸収糸をかけておく。
- 膵頭部側（切除側）の膵実質を 2-0 絹糸で結紮する。上腸間膜静脈前面に細いヘラを留置し，出血コントロールのために残膵側の膵実質を血管テープ等で一時的に圧迫した後，門脈左縁付近で膵実質をメスで離断する。断端の止血（電気メス等による凝固または縫合止血）を行いつつ，圧迫を解除する。
- 残膵断端の主膵管開口部から膵管チューブを膵管内に挿入しておく。

II - Step ❺
Knack 上腸間膜静脈周囲の郭清，上腸間膜動脈右縁の郭清

- 十二指腸・膵頭部を右側に牽引し，上腸間膜静脈〜門脈から膵頭部を剝離していく．膵頭部から門脈に流入する後上膵十二指腸静脈ならびに数本の小静脈を結紮切離する．
- 次いで，上腸間膜静脈と門脈それぞれにかけた血管テープを左側に牽引しながら膵頭部を右尾側に牽引し，背側の神経叢に覆われた上腸間膜動脈を確認する．膵頭神経叢を切離し，上腸間膜動脈神経叢を温存する層で切離を進める．左後方から上腸間膜動脈の背側までの郭清はすでに終了しているため，そこにつなげる．

II - Step ❻
Knack 肝十二指腸間膜内リンパ節（No.12）郭清

- 次いで，肝十二指腸間膜内（No.12）のリンパ節を郭清する（【胆嚢癌に対する肝切除術】の項 p.86 参照）．

II - Step ❼
Knack 肝門部処理と胆嚢床切除術

- 癌浸潤先進部から 2cm の肝切離マージンを確保して胆嚢床を切除し，最後に総肝管を左右肝管合流部直下で切離して，標本を en bloc に摘出する（【胆嚢癌に対する肝切除術】の項 p.88 参照）．

Ⅱ-Step ❽
Knack 再建［a. 膵空腸吻合（Blumgart 変法），b. 肝管空腸吻合，c. 胃空腸吻合］

- 再建前の動静脈の走行を，図14 に示す。
- 膵空腸吻合に先立ち，吻合部に少しでも緊張をかけないように，Winslow 孔にドレーンを挿入しておく。また，膵液瘻による仮性動脈瘤形成防止のため，胃十二指腸動脈断端を中心に固有肝動脈～総肝動脈に肝円索を巻きつけて固定しておく。
- 再建は Child 変法とする。自動縫合器の空腸切離断端を漿膜筋層縫合で閉鎖しておく。中結腸動静脈の右側で横行結腸間膜の無血管野に穴を開け，空腸断端を後結腸経路で挙上する。

a. 膵空腸吻合（Blumgart 変法）

- 筆者らの施設では，水平マットレス縫合で膵断端と空腸を密着させる Blumgart らの吻合法を基にした Blumgart 変法で膵空腸吻合を実施している。

1）膵実質－空腸漿膜筋層密着縫合

- 3-0 プロリーン®糸（針長31mm，糸長75cm，針をある程度直線化させておく）両端針を用いる。
- まず，空腸漿膜筋層に糸をかけ，次いで，膵実質後壁から前壁に向かって針を貫通させる。原則として，主膵管の頭側と尾側に水平マットレス縫合を1針ずつ置く形としている（図15）。膵断端を空腸で確実に覆うために，膵臓の厚みに対して適切な幅をイメージして空腸の漿膜筋層に運針する必要がある。

2）膵管膵実質－空腸全層縫合

- 針糸は5-0 モノフィラメント吸収糸を用いる。先に膵管膵実質の前壁に3針かけて主膵管を展開しておく。
- 小腸に小孔を開け，後壁に両端を含めて5針程度，膵管膵実質，空腸全層の順にかけていく。膵管チューブを挿入し，挙上空腸断端より誘導しておく。次に，先ほどかけた3-0 プロリーン®糸を愛護的に引いて空腸を膵断端に寄せ，後壁の糸を結紮する。膵管チューブは後壁中央の糸で結紮固定する。その後，膵管膵実質前壁にかけておいた針糸を，空腸全層の前壁にかけて（合計8針程度）結紮する（図16）。

3）密着縫合の終了

- 3-0 プロリーン®糸を膵貫通部対側の空腸漿膜筋層に運針し（図17a），それぞれの糸を結紮し，吻合を終了する（図17b）。

b. 肝管空腸吻合

- 膵空腸吻合部に緊張がかからないよう，吻合部から約15cm 肛門側で，5-0 モノフィラメント吸収糸を用いた全層一層の連続縫合にて端側吻合による肝管空腸吻合を行う。

c. 胃空腸吻合

- 肝管空腸吻合部から約40cm 肛門側で，端側の胃空腸吻合を Albert-Lembert 縫合または層層縫合で行う。内ヘルニアの予防のため，挙上した空腸脚と横行結腸間膜とを固定するとともに，小腸間膜の間隙も閉鎖する。

図14 再建前の血管走行

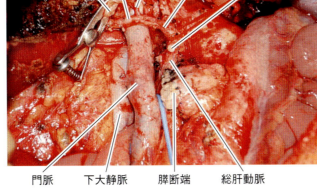

胆嚢床切除部　総肝管断端　右肝動脈　左肝動脈　固有肝動脈　胃十二指腸動脈断端
門脈　下大静脈　膵断端　総肝動脈

図15 膵実質−空腸漿膜筋層密着吻合

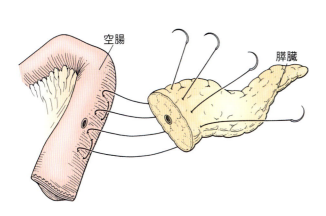

空腸　膵臓

図16 膵管膵実質−空腸全層縫合

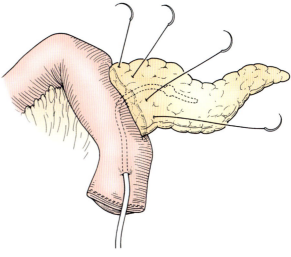

図17 密着縫合の終了

a：3-0 プロリーン® 糸の運針
b：縫合終了時

a
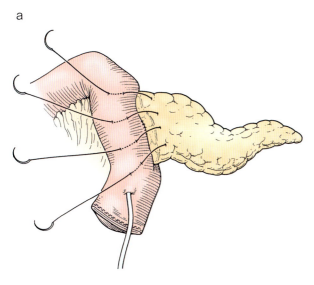

b
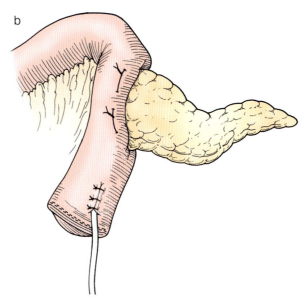

Ⅳ トラブル・シューティング！

1. 膵頭後部リンパ節（No.13a）郭清時の出血および膵損傷
Q 膵頭後部リンパ節（No.13a）郭清時の出血および膵損傷を減らすには？

▶膵頭後部リンパ節（No.13a）郭清では，膵頭後部の膵実質からリンパ節を含む脂肪組織を剥離する。ここには膵頭後部の脈管のアーケードのほか，膵内に流入する小血管が豊富に存在し，剥離の際にこれらを損傷することが出血の原因となる。また，郭清する組織と膵実質との境界を見誤って膵実質寄りで剥離を行うと，膵実質の損傷をきたす。

▶まず，膵頭部背側の十二指腸寄りで壁に流入する小血管を結紮切離し，次いで，上十二指腸動静脈を結紮切離し，膵頭部の頭側部で膵実質を露出する。これを剥離の深さの目印として，膵実質に沿ってリンパ節を含む脂肪組織を丁寧に剥離していく。膵頭後部の脈管アーケード・小血管を損傷しないように繊細な剥離を心掛け，こまめに小血管を結紮切離していく。

▶郭清する組織と膵実質との間の剥離時，鉗子を通す際に抵抗を感じる場合は，膵実質に入り込んでいる可能性が高いので，決して無理をしない。膵実質に切り込むと出血の原因になるだけでなく，術後膵液瘻の原因となるので注意が必要である。

▶出血が多くなると視野が悪くなり剥離層を見誤る可能性が高いので，出血した場合はこまめに止血する。小血管からの出血であれば凝固あるいは結紮で止血可能な場合が多いが，膵実質を損傷した際の出血点は針糸を用いてZ縫合にて止血する。

2. 胆嚢床切除時の胆嚢板切離に伴う右肝動脈損傷
Q 胆嚢板の切離後に動脈性の出血を認めた場合はどうすればよいか？

▶胆嚢床切除の最終局面で，肝門部にて胆嚢板を手前に引き出しながら切離することになるが，そのすぐ背側のCalot三角部には右肝動脈が走行している。

▶胆嚢板を剥離して鉗子ですくって切離するが，その際に組織を不用意に厚くすくうと，胆嚢板のすぐ背側を走行する右肝動脈を損傷する可能性がある。

▶胆嚢板を切離する前に右肝動脈を確保しておくことが，損傷を避けるために大切である。

▶万が一損傷した場合は，結紮切離して止血する。胆嚢床切除では通常，肝門板が温存されるので，肝門板内を走行する左右肝動脈の交通枝は温存されるため，大きな問題とならないことが多い。

◆ **参考文献**

1) Wakai T, Shirai Y, Sakata J, et al: Mode of hepatic spread from gallbladder carcinoma: an immunohistochemical analysis of 42 hepatectomized specimens. Am J Surg Pathol 2010; 34: 65-74.
2) Shirai Y, Ohtani T, Tsukada K, et al: Combined pancreaticoduodenectomy and hepatectomy for patients with locally advanced gallbladder carcinoma: long term results. Cancer 1997; 80: 1904-9.
3) Sakata J, Shirai Y, Wakai T, et al: Number of positive lymph nodes independently determines the prognosis after resection in patients with gallbladder carcinoma. Ann Surg Oncol 2010; 17: 1831-40.
4) Sakata J, Kobayashi T, Tajima Y, et al: Relevance of dissection of the posterior superior pancreaticoduodenal lymph nodes in gallbladder carcinoma. Ann Surg Oncol 2017; 24: 2474-81.
5) Shirai Y, Wakai T, Hatakeyama K: Radical lymph node dissection for gallbladder cancer: indications and limitations. Surg Oncol Clin N Am 2007; 16: 221-32.

Column

「胆嚢癌に対する標準術式は？」

　胆嚢癌の治療において良好な長期成績を得るための唯一のコンセンサスは，癌遺残のない外科切除（R0切除）である．胆嚢癌の治療に関しては，他の主要な消化器癌とは異なり，手術症例数が限られていること，術前診断が困難な症例が存在すること，解剖学的特殊性や生物学的悪性度の高さに起因して多様な進展様式をきたすこと等の理由から，エビデンスレベルの高い報告が非常に少ない．粘膜内癌の治療が（胆嚢管断端が癌陰性であれば）胆嚢摘出術で十分であることについては異論がないが，根治切除の対象になることが最も多いpT2胆嚢癌に対する切除術式に関してでさえ，肝切除範囲，リンパ節郭清範囲，肝外胆管切除の併施の有無のいずれも世界的には明確なコンセンサスが得られていない．各施設で症例を集積し，多施設で協力して未解決の問題点を解決していくことが，胆嚢癌に対する優れた手術成績を報告しているわが国の胆道外科医の今後の課題であろう．

膵臓

- 膵頭部癌に対する膵頭十二指腸切除術
- 膵体部癌に対する膵体尾部切除術
- 膵尾部癌に対する遠位側膵切除術

膵頭部癌に対する膵頭十二指腸切除術

小野嘉大[*1], 井上陽介[*1], 高橋 祐[*1], 齋浦明夫[*2]

[*1] がん研有明病院消化器センター肝・胆・膵外科
[*2] 順天堂大学医学部附属順天堂医院肝・胆・膵外科

❗ 手術手技マスターのポイント

1. 解剖の理解：腹腔動脈，上腸間膜動静脈，門脈系の血管解剖の理解は，膵頭十二指腸切除術において必須であり，術前からCT画像をよく見て把握しておく。
2. 郭清の程度の選択：ひとえに膵頭十二指腸切除術といっても，疾患や病変の位置によって切除すべき範囲が異なる。筆者らは郭清の程度をLevel別に分類して手術を行っている。
3. 再建の定型化：再建方法にはほとんどバリエーションがないため，再建手技を定型化して誰もが行えるように工夫する。

略語一覧

- CHA：common hepatic artery，総肝動脈
- CA：celiac artery，腹腔動脈
- SMA：superior mesenteric artery，上腸間膜動脈
- IVC：inferior vena cava，下大静脈
- SMV：superior mesenteric vein，上腸間膜静脈
- PV：portal vein，門脈

I 手術を始める前に

1. 手術の選択

- 本手術は，膵頭部～膵体部の原発性膵癌，転移性膵癌，膵管内乳頭粘液性腫瘍（IPMN），境界型悪性腫瘍，または胆管癌，Vater乳頭部癌，十二指腸癌などで適応となる。IPMNや良悪性境界型腫瘍，郭清が必要のない転移性膵癌などで幽門輪温存膵頭十二指腸切除術を行うこともあるが，筆者らの施設では基本的に亜全胃温存膵頭十二指腸切除術（SSPPD）を行っている。以下，SSPPDについて詳述する。

2. 体位と機器（図1）

- 右手出しの仰臥位で手術を行う。
- 使用機器としては，電気メスを中心に，エネルギーデバイスとしてHARMONIC®あるいはLigaSure™を使用している。また，2.5～3倍のサージカルルーペを使用しているが，これは血管周囲の細かい神経や脈管の識別，層の見極め，および血管吻合時や膵腸吻合時の精緻な操作の際に非常に有用である。

3. 腹壁創（図2）

- 臍下までの上中腹部正中切開で開腹する。筆者らの施設ではケント鉤と開創器を用いて視野の確保を行う。
- 右横隔膜下にタオルを挿入すると肝門の操作時の視野展開が比較的良好となる。
- 術者の左手をなるべく自由にするためにも，オクトパス鉤による視野展開が有用である。

図1 体位と機器

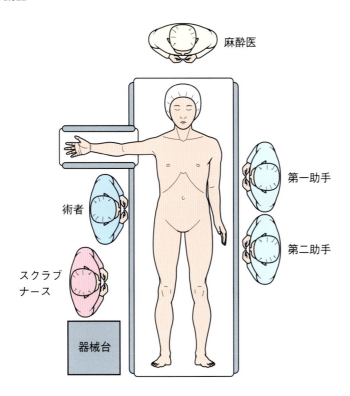

図2 腹壁創とドレーン留置

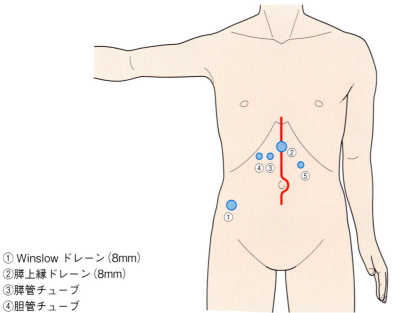

① Winslow ドレーン（8mm）
② 膵上縁ドレーン（8mm）
③ 膵管チューブ
④ 胆管チューブ
⑤ 腸瘻チューブ
※③，④は症例によって最適な位置を適宜選択する。

4. 周術期のポイント

(1) 術前
- 術前の一般的な検査として，腫瘍マーカーを含む血液検査，X線検査，呼吸機能検査，負荷心電図，胸〜骨盤部CT検査（上腹部dynamic study），EOB-MRI検査（肝転移の除外），PET-CT検査，上部・下部内視鏡検査によるスクリーニングを必須としている。
- 特にdynamic CT検査は重要である。腫瘍の質的診断に加えて，それぞれの症例の血管解剖と腫瘍の位置をシェーマにし，十分に把握したうえで手術に臨んでいる。

(2) 術後
- クリニカルパスを適用しており，術後1日目より，積極的な歩行訓練を開始する。
- 血液検査は術後1，2，3，5，7日目を必須とし，その後は2日に1回程度，状態に合わせて適宜行う。
- ドレーンはWinslow孔を基本とし，soft pancreas（柔らかい膵臓）の場合は膵上縁にも挿入している。
- ドレーン排液中のアミラーゼ値はドレーン抜去まで，特に最初の1週間は連日測定，以後は必要に応じて測定している。
- 術後1日目から経腸栄養を開始し，食事は術後4〜6日目から開始としている。

(3) 周術期管理の取り組み

Perioperative team at Cancer Institute Hospital (PERICAN)

- 集学的リハビリテーションプログラム・ERAS(Enhansed Recovery After Surgery)の概念に加えて，術前からの免疫栄養，リハビリテーション，口腔ケアを積極的に導入している。
- 具体的には，手術14日前より，シンバイオティクス(synbiotics)として乳酸菌，および乳酸菌増強剤としてGFO®を1日3回投与している。また，手術5日前から免疫栄養補助食品MEIN®の経口摂取を導入している。
- 術後は，エレンタール®を用いた経腸栄養を術後1日目から開始し，理学療法士によるリハビリテーションも術後1日目から導入している。栄養管理に関しては，状況に応じて退院後も栄養士と連携し，継続して管理を行っている。

II 手術を始めよう—手術手技のインデックス!

1. 手術手順の注意点

- 本項で紹介する膵頭十二指腸切除術は supracolic anterior artery-first approach に基づく[1]。重要なポイントは以下の2点である。
- 1点目は，疾患の種類および病変の位置によって総肝動脈(CHA)〜腹腔動脈(CA)[2]，上腸間膜動脈(SMA)神経叢の郭清の範囲を決定する(Level 1〜3)[1]ことである。郭清 Level を事前に決定し，SMA 神経叢の郭清および動脈処理を先に行うことで切除の可否を判断することができ，安全域確保が難しい部位の操作を手術の最初の段階で完了させることができる。また，CHA〜CA 周囲神経叢郭清範囲を先に決めておくことで，肝十二指腸間膜の手術操作を適切に行うことが可能である。
- 2点目は，artery-first approach である。これは膵頭部に流入する動脈血流をいち早く遮断することにより，膵頭部のうっ血，ひいては総出血量を減らすことができるという利点がある。
- 郭清範囲に加え，門脈あるいは動脈の合併切除が必要な症例では，術前にそれらを決定してから手術を行うことが望ましい。近年の術前 CT 画像の進歩により，術中に想定外の癌の進展が判明し，急遽門脈や肝動脈の合併切除・再建が必要になる症例はまれである。
- 膵頭周囲，肝十二指腸間膜，傍大動脈周囲のリンパ節郭清は，疾患・悪性度によって分類した Level に準じて行う。

> **systematic mesopancreas dissection (SMD) の概念**
> Level 1：良性・境界悪性・転移性腫瘍(上皮内癌，IPMN，転移性膵癌，境界型悪性腫瘍)
> Level 2：SMA 神経叢浸潤を伴わない膵癌，Vater 乳頭部癌，十二指腸癌，胆管癌
> Level 3：SMA 神経叢浸潤を伴う膵癌，高度浸潤の疑われる胆管癌(まれに見られる)

例えば，膵頭部のリンパ節郭清においては，
Level 1：上腸間膜静脈右側から，膵臓に沿って膵頭神経叢を郭清する。
Level 2：SMA 神経叢を温存し，膵頭神経叢を SMA 周囲リンパ節とともに en bloc に郭清する。
Level 3：SMA 神経叢を右側半周郭清し，膵頭神経叢，SMA 周囲リンパ節とともに en bloc に郭清する。

2. 実際の手術手順

- 手術の最初に非切除因子を認めないことを確認する。非切除因子には，腹膜播種，肝転移，傍大動脈リンパ節転移，予想以上の局所浸潤が含まれる。近年では，審査腹腔鏡を用いることもあるが，切除を前提としている症例に対しては，まず上腹部に腕が入る程度の小開腹をおき(8〜10cm 程度)，腹腔内，特に Douglas 窩や横隔膜下，肝表面，腹膜を視・触診にて確認する。特に腫瘍の漿膜浸潤を疑うような症例では，小腸間膜の確認も丁寧に行う。
- 視・触診で腹膜播種や肝転移がなければ，臍下までの上中腹部正中切開で開腹する。Douglas 窩の洗浄細胞診，術中超音波検査，ソナゾイド®造影超音波検査などで腹水洗浄細胞診が陰性であること，肝転移がないこと，局所進展が術前の想定どおりであるかを確認し，手術を開始する。

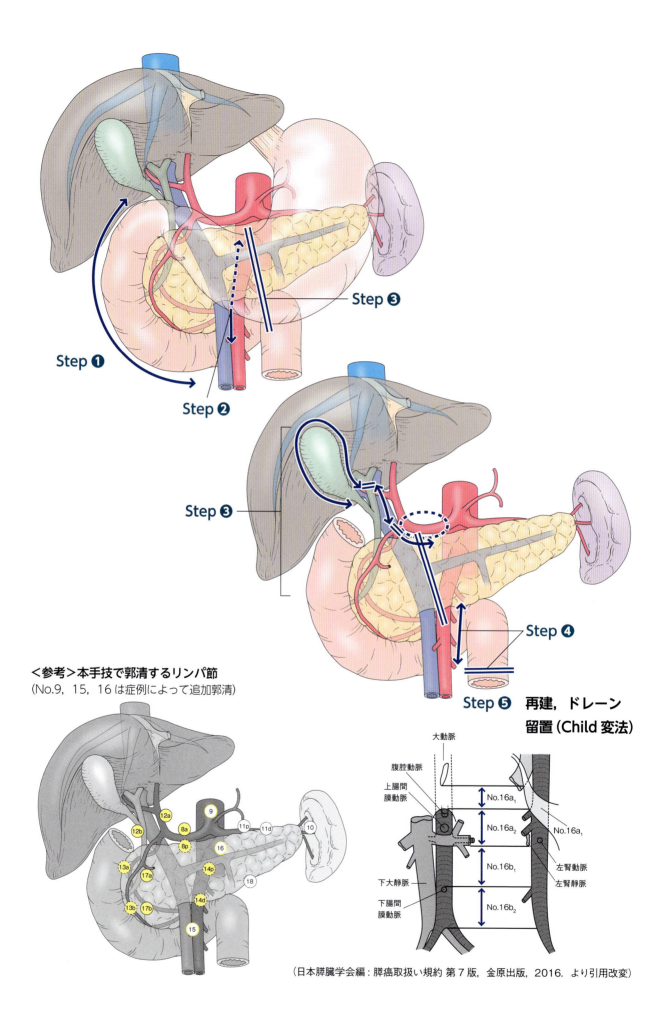

<参考>本手技で郭清するリンパ節
(No.9, 15, 16 は症例によって追加郭清)

(日本膵臓学会編：膵癌取扱い規約 第7版，金原出版，2016. より引用改変)

[Focus は本項にて習得したい手技（後述）]

Step ❶ (p.110)　Kocherの授動術〜傍大動脈リンパ節（PALN）サンプリング（図A） Focus 1

Step ❷ (p.112)　supracolic anterior artery-first approach（前割り） Focus 2
　　上腸間膜動脈周囲リンパ節郭清

Step ❸ (p.120)　肝十二指腸間膜のリンパ節郭清〜膵切離（図B） Focus 3
　　胃切離，肝十二指腸間膜のリンパ節郭清，胃十二指腸動脈・胆管・膵切離

Step ❹ (p.125)　小腸切離〜標本摘出 Focus 4
　　空腸切離，空腸起始部神経叢，空腸間膜リンパ節郭清，Treitz靭帯切離

Step ❺ (p.128)　再建，ドレーン留置（Child変法）（図C） Focus 5
　　膵空腸吻合（柿田法またはBlumgart法），胆管空腸吻合，胃空腸吻合，Braun吻合

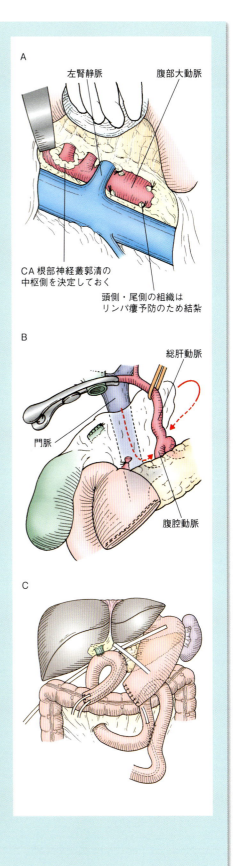

III 手技をマスターしよう！

Step ❶

Focus 1 Kocherの授動術〜傍大動脈リンパ節（PALN）サンプリング

1. 手技のスタートとゴール（図3）
- 非切除因子の確認と，膵頭部の授動を行う。
- 上腸間膜動脈（SMA）および腹腔動脈（CA）根部で神経叢郭清上縁を確認する。

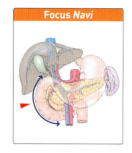

図3 Kocherの授動

a：授動開始
　矢印は十二指腸壁，横行結腸間膜，後腹膜の交わる点を指す。
b：授動完了
　傍大動脈リンパ節のサンプリングと上腸間膜動脈・腹腔動脈根部の確認

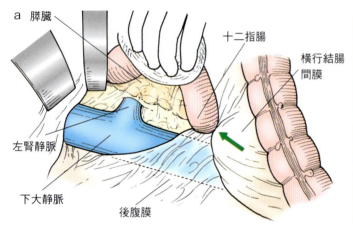
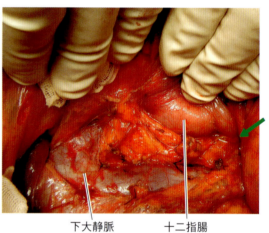
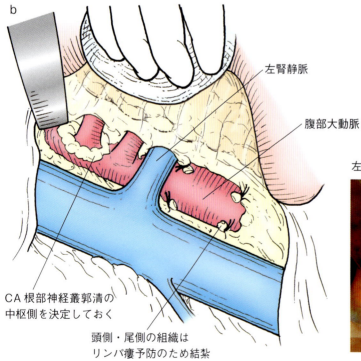
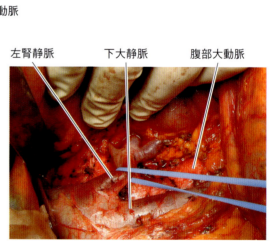

2. 手技の習得

- **手技の概要**
  十二指腸下行脚〜水平脚，膵頭部を授動する。助手が十二指腸を腹側やや左側に引き上げ，十二指腸と膵頭鉤部を後腹膜および横行結腸間膜から剥離する。下大静脈（IVC）左側で，腹部大動脈前面の後腹膜組織に傍大動脈リンパ節が含まれる。
- **手技習得のポイント**
  (1) 膵頭部と十二指腸下行脚を後腹膜および横行結腸間膜から剥離し，腹側に持ち上げる。
  (2) 下大静脈（IVC）前面から左腎静脈まで血管壁をしっかり露出し，No.16$b_1$int リンパ節をサンプリングする。同時に，上腸間膜動脈（SMA）の輪郭をある程度確認しておく。

3. アセスメント

Q Kocher の授動でランドマークとすべき膜と脈管は？

▶十二指腸壁と結腸間膜，後腹膜が交わる3芒星の形（ベンツマークとよんでいる）を確認する。Kocher の授動の際に，右結腸の授動をある程度行っておくことで，3つの膜が交わる頂点が尾側方向に現れる（**図 3a**：緑矢印）。そこから膜を損傷しないように十二指腸を引き上げ，十二指腸に余分な組織を残さないよう，横行結腸間膜を尾側に，後腹膜を背側に落とすように操作を行うことで，膜を横切らず，出血を最小限に抑えた剥離が可能となる。

▶十二指腸，膵頭部背側の後腹膜を背側に落とした状態では，IVC 前面を薄く膜（時に脂肪を含む）が覆った状態であることが多い。この膜を IVC に沿って剥離し，全長にわたって IVC 前面を露出する。続いて，左腎静脈が分岐する部分でも同様に静脈に沿って表面の膜を剥離し，IVC〜左腎静脈を露出しておく。これにより，No.16 リンパ節郭清の左縁・上縁が明確になるとともに SMA 根部の輪郭もわかりやすくなる。

Q PALN サンプリングと剥離の範囲はどこまで行うのか？

▶PALN（No.16$b_1$int リンパ節）のサンプリングは，下腸間膜動脈より頭側を尾側端とし，左腎静脈を頭側端とする。

▶頭側・尾側のリンパ組織は，リンパ漏予防のため結紮している。あくまでサンプリングであるため，執拗に郭清しすぎないよう注意する。

▶Kocher の授動，動脈周囲剥離の範囲は，郭清 Level により決める。
・Level 1 であれば，SMA の立ち上がりが同定できる程度までの郭清で十分である。
・Level 2，3 であれば，SMA の左側まで，左腎静脈前面に沿って郭清を行っておく。
・Level 3 で行う場合は，SMA 根部あるいは CA 根部神経叢郭清の中枢側をこの際に決定する。右側半分の神経叢を切離しておくと，後の操作を比較的容易に行うことができる（**図 3b**）。

Q 左腎静脈頭側の剥離は？

▶No.16$a_2$int リンパ節の郭清まで行うことはまれである。しかし，IVC と左腎静脈，CA・SMA の立ち上がりに囲まれている部分は，No.9 リンパ節領域の上縁でもあるの

で，特に Level 3（時に Level 2）郭清を行う場合には，横隔膜脚を背側に確認できるよう前面のリンパ節・脂肪織を切除し，マーキングしておくとよい．

Q 傍大動脈リンパ節が癌転移陽性であった場合は？

▶No.16 リンパ節が癌転移陽性であった場合は，予後不良となることが報告されているが，No.16a$_2$int および No.16b$_1$int リンパ節は膵頭部からのリンパ流を受けやすいため，腫瘍の局在によっては領域リンパ節に近い扱いをされる場合もある．また，試験開腹あるいは姑息的手術（胆管空腸吻合，胃空腸吻合など）と比べ，切除した症例のほうが予後良好であるという報告もあるため[3]，症例ごとに切除の適応を検討するべきである．実際には，筆者らの施設の切除先行時代の経験でも，傍大動脈リンパ節転移陽性に対する切除症例の長期生存症例は存在するが，少数である．加えて近年の化学療法の進歩により，現在は No.16 リンパ節が転移陽性の場合は切除を中止し，化学療法に転換することが多くなっている．

Step ❷
Focus 2 supracolic anterior artery-first approach（前割り）

1. 手技のスタートとゴール（図 4）

● Level 別郭清を意識し，上腸間膜動脈（SMA）神経叢・膵頭神経叢の郭清を行い，膵頭部に入る動脈（下膵十二指腸動脈；IPDA）を処理する．

図 4 前割り
a：前割り開始
　①十二指腸に沿って横行結腸間膜を剥離する
　②網嚢切除（Bursectomy）の層で剥離する
b：前割り終了
　膵頭部に流入する動脈を切離し，PLph Ⅱ を離断する

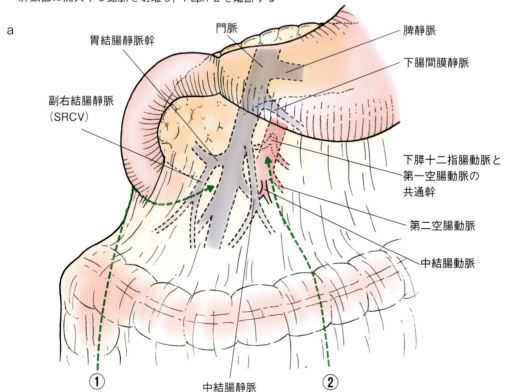

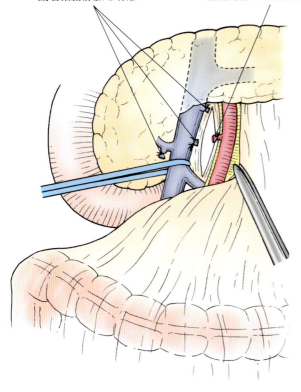
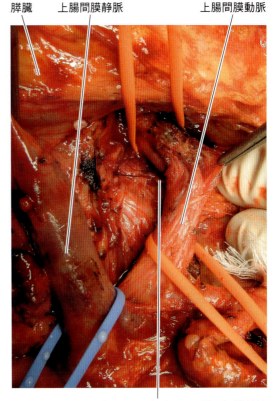

b 下腸間膜静脈・中結腸静脈・副右結腸静脈を切離　下膵十二指腸動脈と第一空腸動脈の共通幹を切離　膵臓　上腸間膜静脈　上腸間膜動脈

下膵十二指腸動脈と第一空腸動脈の共通幹の切離断端

2. 手技の習得

● 手技の概要
上腸間膜静脈（SMV）をテーピングし，SMD Level に基づいて郭清する．すなわち，PLph Ⅱ あるいは SMA 神経叢を剝離し，上腸間膜動脈（SMA）から膵頭部に流入する動脈を確実に処理する（▶◀ ①）．

● 手技習得のポイント
(1) 網囊切除（Bursectomy）の層で横行結腸間膜の前葉を剝離することで，中結腸動静脈を確認することができる．腫瘍が横行結腸間膜に近接している場合でも，横行結腸間膜内脂肪織・リンパ節を en bloc に郭清可能である．Infracolic の視野（横行結腸間膜を後葉側から観察する視野）から結腸間膜をはじめから切除する，いわゆる mesenteric approach[4] はほとんどの症例で必要ではなく，筆者らの施設では横行結腸間膜に直接浸潤がみられる場合のみ適応としている．
(2) PLph Ⅱ および SMA 神経叢の郭清を Level に応じて施行する．膵癌においては，術前の画像診断から郭清 Level を決定しておく．

▶◀ ①

（動画時間 02：06）

3. アセスメント

Q 網囊切除（Bursectomy）と膵頭部露出のコツは？

▶ 右側 1/3〜1/2 の大網とともに，横行結腸間膜前葉を剝離する層で膵下縁の SMV まで剝離を行う．

▶ 網囊切除（Bursectomy）を行うことにより，横行結腸間膜後葉と結腸動静脈のみを温存

し，腫瘍に近接する結腸間膜やリンパ節を切除しながら，SMVを容易に同定することが可能となる。
▶結腸静脈が剥離のラインを跨ぐときは，これも切離する。
▶右側から十二指腸に沿って横行結腸間膜との間を剥離し，十二指腸の腹側を走るSMVを確認する。
▶右側から横行結腸間膜前葉を剥離する際は，副右結腸静脈がHenleの胃結腸静脈幹に入る手前で裂創を生じて出血することがあるため，確認し次第，結紮切離するようにしている（「解剖学的ポイント1」参照）。

■ 解剖学的ポイント ■

【1. 膵頭部周囲の血管解剖】

膵頭十二指腸切除術を行ううえで，理解しておくべき代表的な血管解剖を図とともに以下に記す。さまざまな解剖学者が分類法を提唱しているが，ここでは平松らの『腹部血管のX線解剖図譜』に基づき，総肝動脈，脾動脈，上腸間膜動脈の3本を基本として分類している（図A）。

術前のCT検査でこれらの基本的解剖を確認する。さらに，肝動脈の走行は多様性があり，前割りの際に重要となる。特に，右肝動脈が上腸間膜動脈（SMA）から分岐する型，腹腔動脈から分岐して門脈の背側を走行する型，胆管の腹側を走行する型，左肝動脈が左胃動脈から分岐する型などを確認しておく。膵頭部に入る動脈として，胃十二指腸動脈，下膵十二指腸動脈，第一・第二空腸動脈，背側膵動脈，ならびに代表的な静脈として，左胃静脈，下腸間膜静脈，第一空腸静脈の分岐を確認しておくとよい。

図A 膵頭部周囲の血管走行分類

Type Ⅰ：celiac type（complete type）（ⅠA：86.3%，ⅠB：8.9%）
Type Ⅱ：hepatomesenteric type（2.8%）
Type Ⅲ：splenomesenteric type（極めてまれ）
Type Ⅳ：celiacomesenteric type（1.2%）
Type Ⅴ：separate type（0.2%）

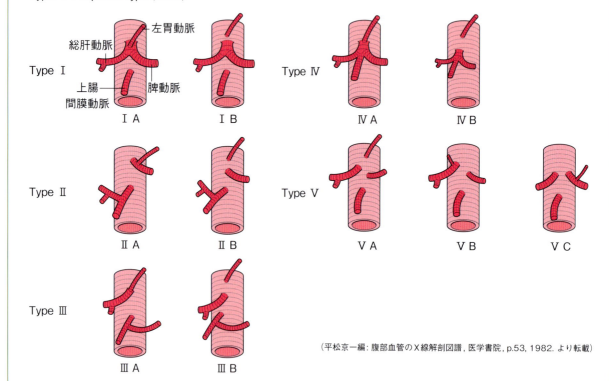

（平松京一編：腹部血管のX線解剖図譜，医学書院，p.53, 1982. より転載）

Q SMV剥離・テーピングのポイントは？

▶SMVを同定する際のポイントは2つある。
▶右側からの剥離では，十二指腸と横行結腸間膜の間を剥離していくと，必ず十二指腸水平脚の腹側をSMVが横切っているのが確認できる。特に膵鉤部に腫瘍がある場合は，ここでSMVをテーピングする。
▶左側からの剥離では，中結腸静脈（MCV）を中枢に追っていくことでSMVに到達することができる。ただし，腫瘍の進展度によってはMCVを切離することもあるため，この段階ではMCV根部を確認しないこともある。
▶SMVを確認した後，周囲組織を剥離し，血管壁を露出しておく。壁に沿って剥離することで下膵十二指腸静脈（IPDV）や膵枝などの小血管を同定しやくすなり，テーピングの際にも不要な出血を避けることができる。

Q 第一空腸動脈（J1A）と第一空腸静脈（J1V）は切離するべきか？

▶第一空腸動脈とIPDAは共通幹をつくることが多く（図5），Level 2, 3郭清ではSMAから分岐する共通幹で切離するため，第一空腸動脈も同時に切離する場合が多い。
▶Level 2では，上腸間膜動脈神経叢（PLsma）の外側で分枝を処理するため，共通幹の分岐後に第一空腸動脈，IPDAが個別に処理されることもある。
▶第一空腸静脈は，分岐の位置・太さ・還流領域に多様性があり，切離するかは症例によって決定している。癌が近接する場合は切除するが，そうでない症例でも第一空腸静脈からの膵枝が多数存在し，温存に難渋しそうな場合は，第一空腸静脈根部で結紮切離してSMVから切り離してしまえば出血のリスクは少なくなる。

Q SMD Level ごとの郭清とは？（図 5）

▶Level 1（図 5a）

・SMV の右側から，PLph Ⅱ を離断していく（右前割り）。通常，IPDA が前後に分かれており，動静脈が神経組織と密着して膵頭部につながっているため，ある程度の組織をまとめて掬いながら離断を進める。

▶Level 2（図 5b）

・SMV と SMA の間から（SMV の左側から；左前割り），SMA 神経叢を温存しながら PLph Ⅱ の起始部を離断していく。IPDA が第一空腸動脈と共通幹を形成する症例では，SMA から分岐した直後で処理できる場合が多い。尾側では，中結腸動脈（MCA）分岐部の高さから郭清を始め，頭側で SMV －脾静脈（SV）合流部に鉤をかけ，SMA 根部付近まで剥離し，頭側は視野の確認できる部位まで行う。

▶Level 3（図 5c）

・SMV と SMA の間から，SMA 神経叢を半周郭清しながら神経叢の中を剥離していく。神経叢を剥離すること以外は，Level 2 の郭清方法とほぼ同様である。

図 5 SMD Level ごとの郭清（図中緑線，写真中白線は切離線を示す）

a：Level 1
　膵鉤部に沿って PLph Ⅱ を剥離する
b：Level 2
　上腸間膜動脈神経叢を温存しながら PLph Ⅱ を剥離する
c：Level 3
　上腸間膜動脈右側外膜を確認しながら，下膵十二指腸動脈を根部で切離する
　（J1 と共通幹を形成することが多い）

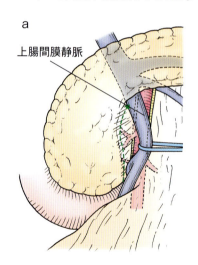
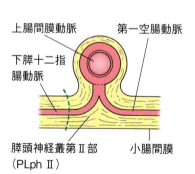
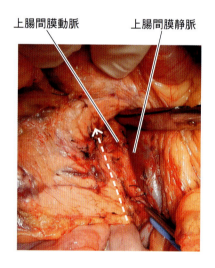

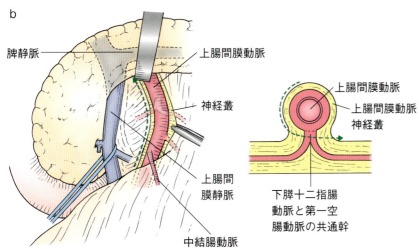
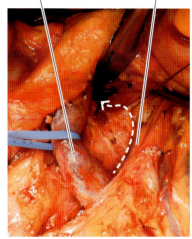
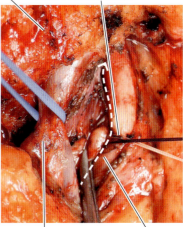

Q 門脈合併切除の適応と手技は？(図6)

▶ 主に膵癌に対する手術で適応となる。筆者らの施設では，腫瘍がSMVまたは門脈(PV)に少しでも接していればSMV/PV合併切除を行う方針であり，膵癌に対する膵頭十二指腸切除術の半数以上で合併切除が行われている。

▶ SMVまたはPV合併切除が必要な症例では，腫瘍浸潤部に近づかないよう頭側および尾側のSMV/PVをテーピングする（図6a）。

▶ 腫瘍の浸潤部位によっては脾静脈合併切除が必要な症例も多く，この場合は脾静脈もテーピングし，合併切除を行う（図6a）。ただし，この場合は術後左側門脈圧亢進症による静脈瘤を形成する症例があることが報告されており，近年では脾静脈再建（脾静脈～左腎静脈または門脈再建）を行っている（「解剖学的ポイント2」参照）。

図6 門脈合併切除
a：上腸間膜静脈(SMV)，門脈(PV)，脾静脈のテーピング（図中赤線，写真中白線は切離線を示す）
b：門脈(PV)－上腸間膜静脈(SMV)吻合

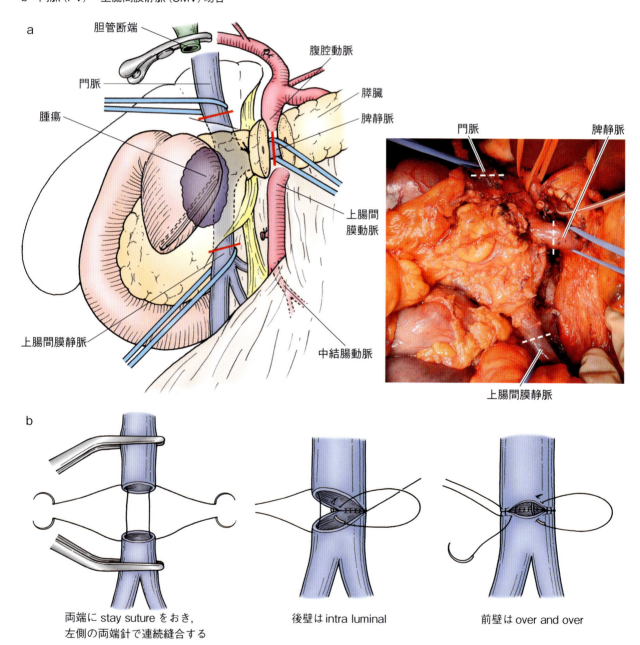

▶5cm 程度の PV 切離であれば，グラフトを用いずに直接吻合を行っている．症例によっては，右結腸を授動することで吻合時の緊張を和らげることができる．
▶門脈吻合は，5-0 非吸収性モノフィラメント糸を用い，後壁 intra luminal，前壁 over and over による連続縫合で行う（図 6b）．

■ 解剖学的ポイント ■

【2. 左側門脈圧亢進症の病態と予防】

・左側門脈圧亢進症とは

　肝機能が正常，かつ脾静脈が閉塞して脾臓から血液がうっ滞することにより，胃静脈瘤や脾腫，時に消化管出血などを引き起こす病態のことをいう．膵頭十二指腸切除術と同時に門脈・脾静脈合流部を合併切除することによっても発症することが報告されている[9]．

・脾静脈・門脈合併切除後の血行動態

　脾静脈合併切除による脾臓からの環流ルートとして，3 本の主要静脈が挙げられる（主要静脈のほかに，生理的環流路として 10〜20％ ほどの患者で脾腎シャントが発達している）．すなわち，①門脈に流入する左胃静脈（LGV），②上腸間膜静脈（SMV）に流入する中結腸静脈（MCV），③副右結腸静脈（SRCV）：肝彎曲部における結腸の marginal vein である．術後，脾臓からの環流路としてこれらのうち 1 本でも残存していれば，静脈瘤を形成するリスクは軽減される（左側門脈圧亢進症を免れる）．逆に，静脈瘤ルートには頻度の高いものから結腸静脈瘤，膵空腸吻合部静脈瘤，食道静脈瘤，胃空腸吻合部静脈瘤の 4 つが報告されている．

・左側門脈圧亢進症の予防

　筆者らの施設では，ほとんどの症例で左胃静脈と中結腸静脈を切離しており，副右結腸静脈（SRCV）を温存するかが静脈瘤を回避するために重要である．しかし，術中に副右結腸静脈（SRCV）を温存した症例においても，後に静脈瘤を形成している症例を認めることから，脾静脈合併切除症例においては，脾静脈再建を行っている．

・左側門脈圧亢進症の治療

　脾静脈合併切除を行った症例の約半数で静脈瘤を形成し，そのうち 10％ 程度の症例で消化管出血を発症したため，治療を要した．治療としては，消化管出血を発症した症例のほとんどで脾摘を施行している．部分的脾動脈塞栓術後，再出血が生じたために脾摘を行った症例もある．また，消化管出血を発症していないものの，F2，RC sign 陽性の食道静脈瘤症例で，食道静脈瘤結紮術のみを行い経過観察している症例もある．

Step ❸
Focus 3 胃切離〜肝十二指腸間膜のリンパ節郭清〜膵離断

1. 手技のスタートとゴール（図7）

- 胃切離から膵離断までを行う。温存すべき脈管を認識し，切離すべき胃十二指腸動脈（GDA）および総肝管を剥離する。総肝動脈（CHA）〜腹腔動脈（CA）神経叢は Level ごとに郭清を進める。術前に解剖を把握しておくことが重要である。

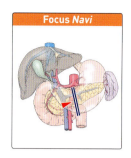

図7 胃切離〜膵離断
a：胃切離〜膵離断までの流れ
　①：右胃大網動静脈切離・胃切離
　②〜④：総肝動脈（CHA）〜固有肝動脈の剥離，胆嚢剥離
　⑤：総肝管切離
　⑥：胃十二指腸動脈切離
b：胃切離および膵離断終了後

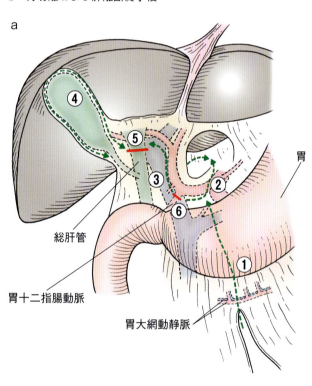

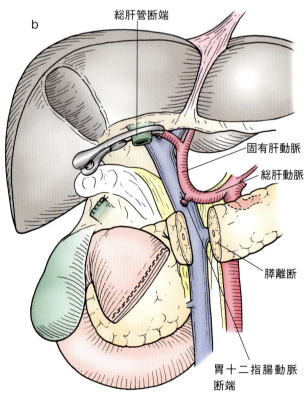

2. 手技の習得

● **手技の概要**

胃を幽門輪から4〜6cmほど口側で切離する。続いて，肝十二指腸間膜の郭清ラインを決め，胃十二指腸動脈・総肝管を切離して門脈周囲を剥離する。総肝動脈（CHA）〜腹腔動脈（CA）郭清はLevelに応じて行っている。膵切離は門脈直上で行うことが多いが，腫瘍が膵頸部から体部に近い場合は，上腸間膜動脈（SMA）直上あるいは左側で切離することもある（）。

● **手技習得のポイント**

(1) 温存すべき脈管を確認し，切離すべき胃十二指腸動脈および総肝管を同定，切離する。

(2) SMD Levelと同様に，Level別の郭清方法を総肝動脈（CHA）〜腹腔動脈（CA）にも施行する。

(動画時間01：33)

3. アセスメント

Q 胃の切離部位は？（図7a ①）

▶幽門輪から4〜6cmほどの位置で切離ラインを決め，右胃大網動静脈および右胃動静脈からの辺縁動静脈をそれぞれ結紮切離する。

▶胃はリニアステープラー（ブルーカートリッジ，100mm）で切離するが，切離前に麻酔医に経鼻胃管を35cmの位置まで引き抜いてもらい［内視鏡的経鼻胆道ドレナージ（ENBD）症例ではENBDを抜去］，チューブを噛み込まないよう注意する。

Q Level 2，3 での肝十二指腸間膜の郭清のコツは？（図7a ②〜⑥，図8b）

▶温存すべき動脈としては，CA，CHA，固有肝動脈（PHA），右肝動脈（RHA）［中肝動脈（MHA）／左肝動脈（LHA）］が挙げられる。

▶Level 2,3郭清では，No.8aリンパ節を郭清しつつCHAを確認する。そこからCHAに沿って胃十二指腸動脈，固有肝動脈を確認し（胃十二指腸動脈はテーピング），その前面の脂肪織は温存すべき動脈の長軸方向に沿って郭清する（動脈を軸に観音開きをイメージ）。

▶右胃動脈は胃十二指腸動脈が分岐した部位の固有肝動脈から立ち上がることが多く，結紮切離しておく。

▶固有肝動脈から右肝動脈が分岐し，右肝動脈が総肝管と交差（多くは背側を走行）する部位まで剥離しておく。

▶肝門部の郭清上縁を電気メスでマーキングの後，胆嚢を胆嚢床から剥離し，マーキングラインにつなげる。すなわち，このラインで総肝管を切離することとなる。

▶総肝管の右側でも右肝動脈を確認し，右肝動脈の損傷に注意しながらその尾側で総肝管をテーピングする。総肝管は肝臓側をブルドック鉗子で把持し，膵臓側は結紮あるいは鉗子で把持して総肝管を切離する。鉗子で把持した場合は，切離後に連続縫合で閉鎖する。

▶胃十二指腸動脈は，必ずクランプテストで肝血流が保たれていることを確認した後，非吸収糸を含む二重結紮を行い切離する。

▶腫瘍が脾動脈周囲まで進展しており，CA・CHA温存可能な場合は，脾動脈合併切除を行っている[5]。

Q CHA～CA の Level 別郭清とは？（図8）

▶SMD Level と同様の考え方である。総肝管切離後，肝動脈および門脈周囲の組織をどこまで切除するかを意識する。

▶Level 1（図8a, b, c）は，膵管内乳頭粘液性腫瘍（IPMN）などの腫瘍学的に郭清を要さない疾患が対象であり，系統的リンパ節郭清は不要である。膵頭部，胆管，十二指腸が切除されればよい。したがって肝門部処理でも門脈の右側半周（≒胆管周囲）の組織を切除する。

図8 総肝動脈～腹腔動脈 Level 別郭清

a：Level 別郭清（正面図）
b：Level 別郭清（横断面図）
　① Level 1 郭清：動脈周囲の神経叢・リンパ組織温存（赤矢印）
　② Level 2, 3 郭清：動脈・門脈前面から観音開き（緑矢印：Level 2, 水色矢印：Level 3）
c：Level 1 郭清
　動脈周囲の神経叢・リンパ組織温存（赤矢印）
d：Level 2, 3 郭清
　動脈前面で観音開き（赤矢印）
e：Level 2, 3 郭清
　門脈前面で観音開き（赤矢印）

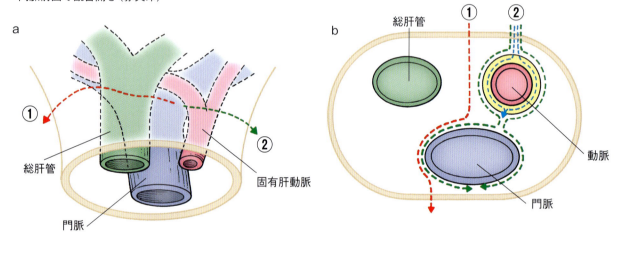

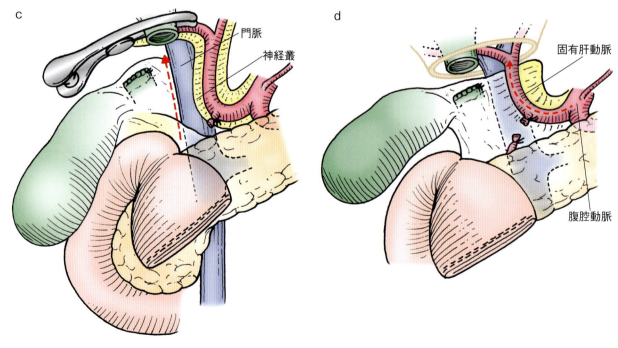

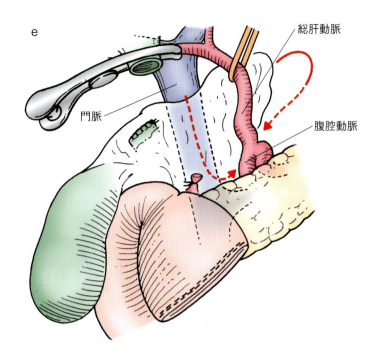

門脈左側の組織は基本的に温存し，門脈前面から右側，裏側の一部の組織を切離側に含めるように剥離する。結果的に，PLph Iの大部分を温存するラインでの剥離，切離となる。

▶ Level 2（図8a，b，d，e）は，肝十二指腸間膜に浸潤のない膵頭部癌，胆道癌，十二指腸癌などが適応である。系統的リンパ節郭清を行うため，門脈左側の組織を No.8, No.9 リンパ節とともに門脈の背側から右側に引き出すことを意識しながら，PLph Iの起始部，すなわち CA 周囲神経叢との境を切離していく。結果として，PLph Iの大部分を切除することとなる。CHA の頭側から CA と PLph Iの境界をある程度剥離し，尾側からの SMD 剥離層とつなげておくと，後に比較的容易に切離ラインを確認することができる。

▶ Level 3（図8a，b，d，e）は，膵頸部癌といった腫瘍本体や浸潤範囲が CHA，CA に近い癌や，PLph Iまで神経周囲浸潤が伸びている膵鉤部癌が対象である。CA 周囲の神経叢右半周および腹腔神経節も切除するため，総肝動脈神経叢も全周切除する層で，CHA から CA 右側まで動脈壁を露出していく。結果的に PLph Iは完全切除となり，腹腔神経節も一部切除することとなる。腫瘍の浸潤が非常に強い症例にのみ適応となる。

Q 膵のトンネリング，膵離断法，および膵離断の位置は？（図7b）

▶ 通常は，PV/SMV の直上でトンネリングの後，膵臓を離断する。ただし，腫瘍の位置によっては，SMA の前面あるいは左側で離断を行う場合もある。その際にはまず膵臓を脾静脈合流部ごとにテーピングし，細い膵枝を処理しながら脾静脈と膵臓の間を剥離した後，膵臓と脾静脈を別々にテーピングしておくことが望ましい。また，CHA 根部付近から背側膵動脈が分岐することがあり，必要であれば結紮切離する。

▶ 膵離断方法としては，主膵管の拡張を認める hard pancreas の場合は電気メスで切離，主膵管の拡張を認めない soft pancreas の場合はメス，HARMONIC®，あるいは clamp-crushing 法[6]にて行っている。soft pancreas においては主膵管を確認し，鋭的な切離をすることが望ましく，これらの離断法は主膵管の同定が比較的容易である。

▶膵離断前に主膵管の位置を超音波検査で確認することが望ましい。まれに主膵管が門脈背側を走行することがあり，その場合は門脈左側で膵臓を離断することが望ましい（「解剖学的ポイント3」参照）。

▶膵切離後，主膵管に膵管チューブを挿入し，主膵管を見失わないようにするとともに，周囲組織の鹸化を予防する。

■ 解剖学的ポイント ■

【3. 膵頭十二指腸切除術前に確認しておくべき形態異常】

・正中弓状靱帯圧迫症候群（median arcuate ligament syndrome：MALS）（図B）

　MALSは外因性圧迫による腹腔動脈起始部の慢性狭窄である。この場合，肝臓や脾臓への血流は，上腸間膜動脈から膵十二指腸アーケードを介して供給される。しかしながら，膵頭十二指腸切除術において，これを認識せずに胃十二指腸動脈を切離すると，肝臓への血流が急激に低下して肝虚血を生じることがある[10]。弓状靱帯による腹腔動脈の圧迫は術前のCT検査でも認識可能であり，その場合，膵十二指腸動脈アーケードの発達を同時に確認することができる。通常，手術において正中弓状靱帯を切離することで，腹腔動脈の圧迫を解消し狭窄を解放することができる。しかしながら，術前にMALSを認識できない可能性もあるため，術中に必ず胃十二指腸動脈のクランプテストを行い，肝血流が確保できているか確認することが重要である。

　腹腔動脈（CA）狭窄症例でも，粥状硬化や石灰化が原因の場合は正中弓状靱帯の切離が無効であり，肝血流確保のために血行再建が必要となる場合もあるため注意する。

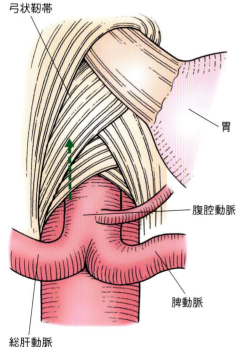

図B　正中弓状靱帯圧迫症候群
正中弓状靱帯による腹腔動脈の圧迫は，緑矢印のように靱帯切離を行うことで解除可能である。

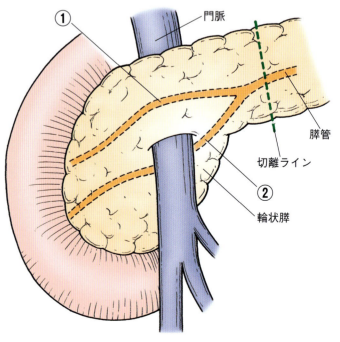

図C　門脈輪状膵
膵離断ラインを膵臓尾側に設定する。
①主膵管が門脈腹側を走行する場合
②主膵管が門脈背側を走行する場合（RMPDタイプ）

- 門脈輪状膵 (circumportal pancreas/portal annular pancreas)（図C）

  非常にまれな膵形態異常であり，膵鉤部が門脈背側で左側に伸び出し，膵体部と癒合しており，膵臓を門脈が取り囲んでいるような形態をとる。過去の報告によると，0.2〜2.5%程度に生じるとされる。筆者らの施設では，0.2%以下の頻度でしか経験していない。

  形態としては，主膵管が門脈の背側を走行するRMPD（retroportal main pancreatic duct）タイプと，主膵管が門脈腹側を走行するタイプがある[11, 12]。さらに，脾静脈の分岐が膵臓の頭側か尾側か，あるいは貫くかによっても分類されている。膵頭十二指腸切除術において通常どおり門脈直上で膵臓を離断すると，主膵管あるいは分枝膵管を含む背側の膵臓が残ってしまい，特にRMPDタイプでは難治性膵液瘻となることがある。そのため，門脈輪状膵の症例では，通常の門脈直上で膵臓を離断するのではなく，膵管癒合部よりも左側（膵尾部寄り）で離断するほうが望ましい。

Step ④
Focus 4　小腸切離〜標本摘出

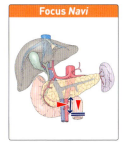

Focus Navi

1. 手技のスタートとゴール（図9，図10）
- 小腸を切離し，必要な症例では小腸起始部周囲神経叢および小腸間膜を切除する。残存する膵頭周囲神経叢を郭清Levelに応じて切離し，標本を摘出する。

2. 手技の習得

- **手技の概要**
  横行結腸を頭側・腹側に引き上げ，Treitz靭帯から20cm肛門側の空腸を切離する。そこから小腸間膜を切離し，Treitz靭帯も切離して空腸を右側に引き出す。残存する膵頭神経叢を切離し，標本を摘出する。
- **手技習得のポイント**
  (1) 小腸はTreitz靭帯から約20cm肛門側の部位で切離する。Treitz靭帯を左側から結紮切離しておく。
  (2) 小腸を右側に引き出した後，門脈（PV）／上腸間膜静脈（SMV）の細かい枝を処理しながら，残存する膵頭神経叢を切離する。

3. アセスメント
Q 小腸切離部位，間膜の剥離，Treitz靭帯切離のコツは？（図9）
- 小腸は，Treitz靭帯から約20cm肛門側の空腸を切離する。切離のための小腸間膜切離は最小限でよい。
- Level 1郭清では，小腸に沿って間膜を処理する（図9a ①）。
- Level 2, 3郭清では，小腸起始部の神経叢はPLph Ⅱと連続しており，en blocに切除するように小腸間膜も一部切離する（図9a ②）。その際，小腸間膜の切離ラインを第一空腸動脈と第二空腸動脈の間とし，上腸間膜動脈（SMA）に沿ってTreitz靭帯へ切り上げる（図9b 緑矢印）。小腸間膜の処理は，第二空腸動脈に併走する（第一）空腸静脈に沿って切離を行うと比較的容易である。

図9　小腸間膜の切離

a：間膜の剥離
　① SMD Level 1：小腸に沿って小腸間膜を剥離する（赤線）
　② SMD Level 2, 3：小腸間膜の剥離（緑線）
b：Level 2, 3：小腸間膜の切離
　　第一空腸動脈起始部を確認できるところまで切離する

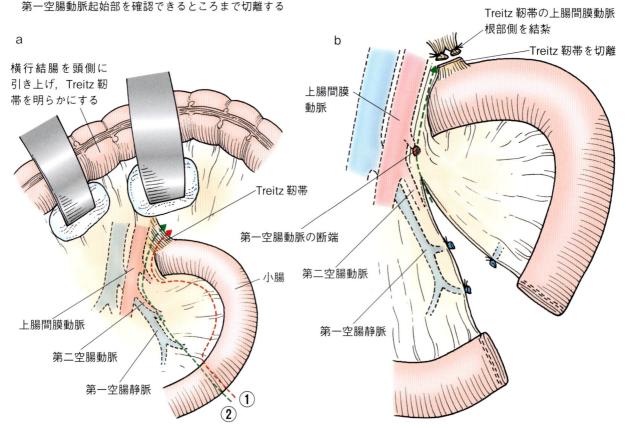

▶SMAの背側に入るところで第一空腸静脈の温存か，あるいは切離かを決定するが，切離による腸管うっ血の可能性は低いため，膵鉤部癌であれば切離することを躊躇しない。

▶SMA周囲（左側）まで小腸間膜を切離した後，SMAに沿って頭側に間膜を切り上げ，Treitz靭帯を結紮切離し，小腸をSMA背側から右側に引き出す（図9）。

Q 膵頭神経叢の切離ラインは？（図10）

▶近位空腸および小腸間膜がSMAから外れ，最後に膵頭神経叢のみとなれば，標本をすべてSMAの右側に回して，SMAおよび総肝動脈（CHA）〜腹腔動脈（CA）の郭清Levelに沿って残った膵頭神経叢を切離する。

▶Level 1（図10a ①）では，膵頭部近傍で膵頭神経叢を切離しながら，頭側で門脈背側の剥離ラインへつなげる。

▶Level 2（図10a ②，b）では，SMAおよびCA周囲神経叢を温存しながら膵頭神経叢を全切除する。また，No.8aやNo.9リンパ節は標本を右側に引き出してen blocに郭清する。

▶Level 3（図10a ③，c）では，SMA周囲神経叢またはCA周囲神経叢を半周切除するラインで切離し，動脈壁を視認しながら腹部大動脈前面近くまでの神経叢・神経節とともに標本を摘出する。

図10 膵頭神経叢の切離

a：Level に応じた膵頭神経叢の切離ライン
① Level 1：膵臓に沿って切離する。膵頭神経叢はほとんどを温存する。
② Level 2：上腸間膜動脈神経叢を温存し，膵頭神経叢を切除する。
③ Level 3：上腸間膜動脈神経叢，および腹腔動脈神経節を切除する。
b：Level 2 郭清後
　上腸間膜動脈，腹腔動脈周囲の神経叢，および腹腔動脈神経節を温存する。
c：Level 3 郭清後
　上腸間膜動脈，腹腔動脈周囲神経叢を切離し，腹腔動脈神経節を切除する。
　脾静脈は左腎静脈と吻合する。

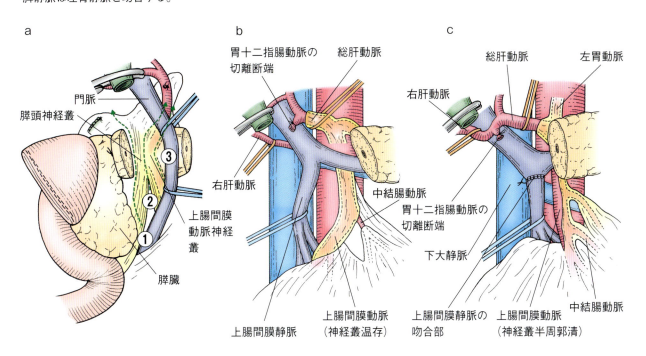

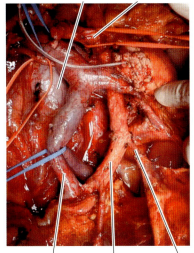

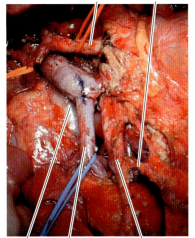

（本図は右肝動脈から胃十二指腸動脈が分岐する患者の術中写真を使用）

Step ❺
Focus 5 ▶ 再建，ドレーン留置（Child 変法）

1. 手技のスタートとゴール（図11）
- ここで最も重要なのは，手技の定型化である。手順を決めて同じ方法で行うことにより術後の合併症も最小限に抑えることができる。

2. 手技の習得

> ● 手技の概要
> 　切離した小腸を結腸後経路で挙上し，膵空腸，胆管空腸，胃空腸，空腸空腸（Braun）吻合を施行した後に閉腹とする。胃空腸吻合は結腸前経路で行っている。
>
> ● 手技習得のポイント
> 　(1) 膵空腸吻合は，柿田変法またはBlumgart変法にて施行し，胆管空腸吻合は，後壁結節縫合，前壁連続縫合を原則としている。ただし，胆管径が細い場合は前後壁とも結節縫合としている。
> 　(2) 膵空腸吻合，胆管空腸吻合ともに不完全外瘻とし，挙上空腸から体表へチューブを誘導する。また，術後早期経腸栄養を行うため，腸瘻を造設している。

3. アセスメント

Q 膵空腸吻合法は？（▶︎3）

（動画時間 04：13）

▶ 主膵管が拡張している hard pancreas に対しては柿田変法[7]，主膵管が拡張していない soft pancreas に対しては Blumgart 変法[8]を用いることが比較的多い。詳細は既報に譲るが，筆者らの施設で行っている Blumgart 変法を簡単に紹介する。

▶ 空腸の半周以上で膵臓を覆うと，挙上空腸の狭窄をきたす恐れがあるため，空腸半周の目安（≒膵臓にかぶせる範囲）として4針 stay suture をおく。この stay suture の内側で吻合を行う（図12a）。

▶ 膵管の位置を確認し，空腸に小孔をあけ，粘膜と漿膜を4針 6-0 PDS®糸で固定しておく（図12a）。

▶ 3-0 プロリーン®糸両端針を2～4針用いて漿膜筋層に糸をかける。この際，漿膜筋層が膵背側を覆い，空腸背側に水平マットレスとなるよう留意する。そのまま膵臓の断端から5～10mm程度の位置で膵背側から腹側に貫通させ，糸をかけておく（図12a）。

▶ 続いて，膵管と先にあけた小腸の小孔で，6-0 PDS®糸にて膵管粘膜膵実質～小腸全層吻合を8針にて行う（図12b）。

▶ 最後に空腸で膵腹側を覆うように，空腸腹側に先にかけておいた3-0 プロリーン®糸で膵空腸吻合部の腹側に漿膜筋層をかけて，結紮点が空腸の上となるように結紮する（図12c）。

Q 胆管空腸吻合法は？（▶︎4）

（動画時間 02：39）

▶ 膵空腸吻合部から十分に距離をおき，胆管径よりやや小さめの孔を小腸に開ける。余分な粘膜を切除し，粘膜・漿膜を 6-0 PDS®糸で4針固定しておく（図13a）。

▶ 胆管径が5mmに満たない正常胆管で胆管壁も薄い場合は，6-0 モノフィラメント吸収糸を用いて後壁・前壁ともに結節縫合を行う。

図11 再建

a：再建前（標本摘出後）
　　横行結腸間膜から結腸後経路で空腸を挙上する
b：再建後
　　ドレーンはWinslow孔に8mmプリーツドレーンチューブ（ソフトタイプ），膵上縁に8mm
　　プリーツドレーンチューブ（スタンダードタイプ）を挿入する
　①Winslow孔ドレーンチューブ
　②膵上縁ドレーンチューブ
　③膵管チューブ
　④胆管チューブ
　⑤腸瘻チューブ

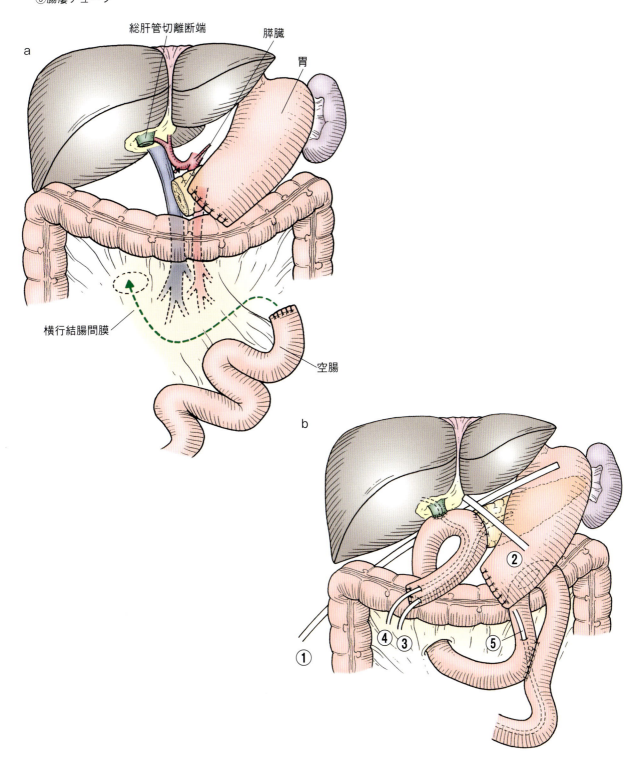

図12 膵空腸吻合法（図中赤：6-0 PDS® 糸，青：3-0 プロリーン® 糸を示す）

a：Blumgart 縫合後壁を 3 針膵腸吻合
　・膵管 0 時に stay suture をおき，3 時から 9 時を縫合結紮する。
　・空腸の吻合口は，粘膜漿膜を 6-0 PDS® 糸で 4 針固定する。
b：膵管ステント挿入，膵腸吻合前壁
　・膵管ステントは，後壁 6 時の 6-0 PDS® 糸で固定する。
　・空腸に誘導した刺入部は 4-0 バイクリルラピッド® 糸で固定する。
c：Blumgart 前壁
　・腸管壁で膵断端を覆うように結紮する。
　　被覆腸管は stay suture を越えず，小腸の半周までとする。

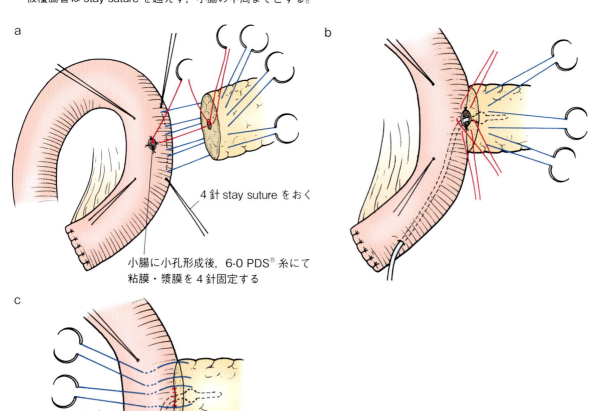

- 胆管拡張あるいは壁肥厚を認める症例では，5-0 モノフィラメント吸収糸にて後壁結節縫合（両端を入れて 7〜13 針）を行い，前壁は左右端の縫合糸を用いて，連続縫合としている。
- 後壁中央の縫合糸に 4-0 バイクリルラピッド® 糸を巻きつけ，2.0mm あるいは 2.5mm の逆行性経肝的胆道ドレナージ（RTBD）チューブを不完全外瘻として胆管後壁に固定する。その後，チューブを挙上空腸盲端側から腸管外に誘導し，漿膜筋層縫合による Witzel 縫合を行い，体外に誘導している（図 13b）。

図13 胆管空腸吻合法
a：胆管空腸吻合後壁
　前壁は結節縫合，後壁は連続結節にて処理する。
b：胆管空腸吻合前壁，胆管チューブ挿入
　後壁縫合後，胆管チューブを挿入する。不完全外瘻とし，挙上空腸に誘導する。

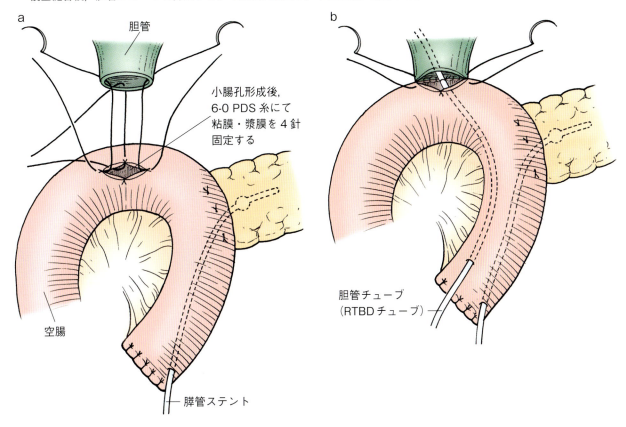

Q 胃空腸吻合法は？

▶結腸前経路で空腸を挙上し，逆蠕動にて胃大彎後壁に自動縫合器を用いて吻合する。

▶胃空腸吻合は通常，自動縫合器を用いるが，自動縫合器の挿入孔は 4-0 モノフィラメント吸収糸で手縫い連続縫合閉鎖を行う（図14a）。

▶胃空腸吻合後，吻合部から 20cm 尾側で Braun 吻合とする。輸入脚から腸瘻用の 9Fr チューブを挿入し，Braun 吻合を越えて先端を留置し，4-0 バイクリルラピッド®糸で空腸に固定する（図14b）。

Q ドレーン挿入のコツは？（図15）

▶hard pancreas では，Winslow 孔に 8mm プリーツドレーンチューブ（ソフトタイプ）を1本挿入する。soft pancreas では，Winslow 孔に加え，膵上縁に 8mm プリーツドレーンチューブ（スタンダードタイプ）を挿入している。

▶膵液瘻が長期化することもあるため，ドレーンを入れ替えることも念頭におき，ドレーンはなるべくまっすぐ挿入するよう，挿入孔の位置，およびドレーン刺入の角度を工夫する。

▶Winslow ドレーンは，Winslow 孔から肝下面の彎曲に沿うように右側腹部に挿入孔をおく。

▶膵上縁のドレーンは，直線となるように挿入すると，挿入孔が切開創上となる場合が多い。創感染のリスクを考慮すると別孔にしたいところであるが，術後管理の点から最短となるドレーンルートを優先している。

図14 胃空腸吻合法
a：器械吻合
　　自動縫合器の挿入孔は連続縫合閉鎖を行う。
b：Braun吻合
　　腸瘻チューブを輸入脚から挿入する。

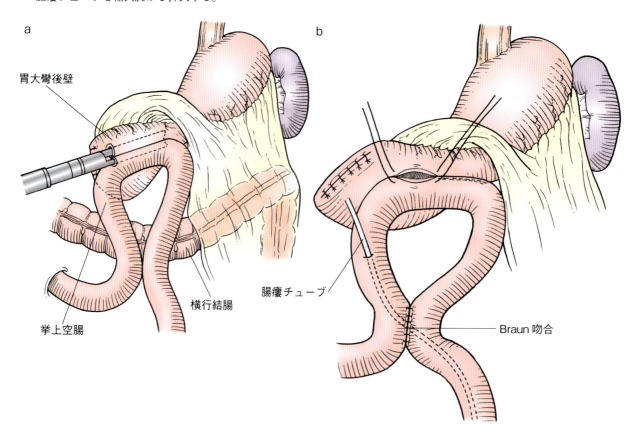

図15 ドレーン挿入箇所
① Winslow孔
② 膵上縁
③ 膵管チューブ
④ 胆管チューブ
⑤ 腸瘻チューブ

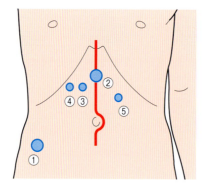

※③，④は症例によって最適な位置を選択する。

Ⅳ トラブル・シューティング！

1. 術中・術後出血

Q 術中出血の好発部位は？
- ①門脈系からの出血の好発部位は，副右結腸静脈である。
- ②動脈からの出血は，腫瘍が動脈に近接する部位や，小血管の分枝に気付かなかった場合に発生する。

Q 術中出血の原因および予防法は？
- ①副右結腸静脈からの出血は，第二助手が結腸を尾側に引き，十二指腸に沿って横行結腸間膜前葉を剝離する際，Henle の胃結腸静脈幹あるいは上腸間膜静脈（SMV）の流入部で生じる牽引損傷によって発生することが多い。助手が結腸を尾側に牽引しすぎることが原因である場合が多いが，この際，慌てて出血点を大きく縫合止血しようとすると，思わず SMV にまで針を掛けてしまうこともあるため，注意が必要である。
- ②鋭的剝離による出血は，動脈壁も強固であり，5-0 または 6-0 プロリーン®糸による縫合止血も比較的容易であるが，電気メスによる主要動脈の損傷は欠損部が大きくなる可能性もあるため，縫合時に十分確認する必要がある。不用意な運針により，損傷部をさらに広げないよう注意する。

Q 術中出血時の対応は？
- ①止血のポイントは，Kocher の授動を行った膵鉤部の背側に左手を入れ，上から親指で挟み込むように抑えることである。これにより，一時的に止血を得られるため，出血点を確認し，SMV との関係も考えながら縫合止血を行うことができる。
- ②慌てて針糸をかけるのでなく，近位・遠位側をそれぞれブルドック鉗子などでクランプし，出血点を明らかにした後，単結紮，あるいは 5-0 または 6-0 プロリーン®糸で狭窄をきたさないよう気をつけながら縫合閉鎖する。出血点をしっかりと見極めることが重要である。

Q 術後出血の対処法は？
- 術後 2〜3 日目ごろまでは，大網や術野周囲の小血管からの出血など，手術関連出血の可能性が高く，ドレーンからの血性排液の持続，あるいは超音波・CT 検査などで腹腔内血腫などを確認し，必要があれば迅速に再手術を行う。バイタルサインは実際には相当量の出血を認めてから変化してくることもあるため，バイタルサインが安定していても決して油断してはならない。
- 術後 1 週間（時に 2 週間）ごろに，特に膵液瘻管理中のドレーンが血性になったときは注意が必要である。昼夜を問わずすぐに dynamic CT 検査を実施し，主要な動脈に動脈瘤を形成していないか確認する。動脈瘤の形成や血管外出血を疑う所見があれば，放射線科医に依頼して血管造影検査を行い，動脈瘤および出血点を確認し，コイリング等によって止血を図る。コイリングにおいて止血が得られない場合は，再手術で対応する。胃十二指腸動脈の根部の動脈瘤などを確認した場合は，総肝動脈（CHA）〜固有肝動脈（PHA）までの塞栓を余儀なくされることもある（その場合，肝血流は左胃動脈から分岐した左肝動脈あるいは下横隔膜動脈から供給されることが多い）。

2. 周辺臓器への浸潤

▶ 膵癌は，容易に血管浸潤をきたす腫瘍であり，筆者らの施設では腫瘍が門脈（PV）およびSMVに近接する症例に対しては迷わず合併切除を行っている．門脈系だけでなく，横行結腸間膜あるいは横行結腸そのものへの浸潤が疑われる場合は，右半結腸切除術を追加することも考慮する．

▶ 主要動脈への浸潤に対しては，切除境界域あるいは切除不能に分類されることが多く，慎重に切除適応を決めている．通常，上腸間膜動脈（SMA）合併切除は行わないが，特に術前の化学療法が奏功している症例では，CHA合併切除再建あるいは脾動脈合併切除［脾動静脈合併頭側膵亜全摘術（PD-SAR）[5]］を行うこともある．

Column

「神経叢郭清を伴うPD術後の神経性下痢は許容されるか？」

膵癌が神経叢へ浸潤しやすいという性質は以前から報告されており[13]，これまでも腫瘍に近接する神経叢の合併切除術や拡大リンパ節郭清が積極的に行われてきた．拡大手術（いわゆるextended pancreatectomy）についても統一された定義は存在しなかったが，近年ISGPS（International Study Group for Pancreatic Surgery）により，通常の膵切除に加えて血管（門脈，上腸間膜動脈，腹腔動脈，総肝動脈など）の合併切除や，他臓器（胃，小腸，結腸，肝臓，副腎など）をen blocに切除するものと定義された[14]．その定義に沿ってextended pancreatectomyの成績をドイツのHeidelbergのグループが検討したが，拡大手術によってごく一部の症例では恩恵は受けたものの，全体としては術後合併症の発症率や死亡率を高めるとの結果であり，また長期成績，短期成績ともに不良という結果であった[15]．一方，韓国[16]や日本[17]におけるRCTでは，extended PDの定義を，リンパ節郭清範囲はNo. 8，9，12，14，16a2，16b1までとし，神経叢郭清も腹腔動脈・上腸間膜動脈周囲半周郭清（日本における報告では上腸間膜動脈全周）と定義している．これらの検討でも郭清を控えたstandard PDと比べ，難治性の神経性下痢や術中出血などの周術期合併症を増加させることに加え，予後の延長を得ることができなかったと報告している．ここまで郭清しても予後が改善しなかったという結果は，膵癌手術を行ううえで留意すべき事実であり，むやみに拡大手術を行うことは避けるべきである．しかしながら，ドイツからの報告にもあるように，長期生存患者が存在したのも事実であり，R0切除が予後改善に重要な因子であることからも[18]，郭清範囲を一律に拡大するのではなく，症例に応じた適切な拡大手術（Level別神経叢郭清[1, 2]）を行うことが重要であると考える．

近年は膵癌でも術前化学療法が標準治療となりつつあり，さらには局所進行膵癌あるいは遠隔転移を伴う膵癌に対し，Conversion surgeryも選択肢として挙げられる[19]．局所進行膵癌に対する手術では，もともと腫瘍のあった部位まで切除することが望ましいだろう．そのような症例に対しては，やはり神経叢郭清（Level 3郭清）を伴うextended PDが必要となる場合もある．化学療法の進歩に伴い，これまで手を出せなかった症例あるいは手を出しても敵わなかった症例に対し，挑戦ができる時代となりつつあるのかもしれない．

郭清範囲の拡大を行ううえで，神経性下痢が問題となる．筆者らの施設でも，上腸間膜動脈に近接している切除境界域膵癌に対し，Level 3神経叢郭清を行った症例の

76％で神経性下痢を発症した。しかし，大半の症例で適切にアヘンチンキを投与することで下痢はコントロールされており，Level 2 神経叢郭清を行った症例と術後補助療法の導入率，予後はほとんど変わらないことを報告している[20]。これらの結果から，腫瘍条件により Level 別に適切な郭清を行うことの妥当性が示された。

　何より，外科医として治療を行ううえで，局所再発は避けたいものである。あのとき，躊躇なく神経叢あるいはリンパ節を郭清していればこの患者は助かったかもしれない，と自問自答することもある。化学療法が発達しつつある現状で，必要な拡大手術・郭清を施行できるよう，外科医として研鑽を積む必要があるだろう。

◇ 参考文献

1) Inoue Y, Saiura A, Yoshioka R, et al: Pancreatoduodenectomy With Systematic Mesopancreas Dissection Using a Supracolic Anterior Artery-first Approach. Ann Surg 2015; 262: 1092-101.
2) Inoue Y, Saiura A, Takahashi Y: A Novel Classification and Staged Approach for Dissection Along the Celiac and Hepatic Artery During Pancreaticoduodenectomy. World J Surg 2018; 42: 2963-7.
3) Hempel S, Plodeck V, Mierke F, et al: Para-aortic lymph node metastases in pancreatic cancer should not be considered a watershed for curative resection. Sci Rep 2017; 7: 7688.
4) Nakao A: The Mesenteric Approach in Pancreatoduodenectomy. Dig Surg 2016; 33: 308-13.
5) Desaki R, Mizuno S, Tanemura A, et al: A new surgical technique of pancreaticoduodenectomy with splenic artery resection for ductal adenocarcinoma of the pancreatic head and/or body invading splenic artery: impact of the balance between surgical radicality and QOL to avoid total pancreatectomy. Biomed Res Int 2014; 2014: 219038.
6) Koga R, Yamamoto J, Saiura A, et al: Clamp-crushing pancreas transection in pancreatoduodenectomy. Hepatogastroenterology 2009; 56: 89-93.
7) Kakita A, Takahashi T, Yoshida M, Furuta K: A simpler and more reliable technique of pancreatojejunal anastomosis. Surg Today 1996; 26: 532-5.
8) Fujii T, Sugimoto H, Yamada S, et al: Modified Blumgart anastomosis for pancreaticojejunostomy: technical improvement in matched historical control study. J Gastrointest Surg 2014; 18: 1108-15.
9) Ono Y, Matsueda K, Koga R, et al: Sinistral portal hypertension after pancreaticoduodenectomy with splenic vein ligation. Br J Surg 2015; 102: 219-28.
10) Bull DA, Hunter GC, Crabtree TG, et al: Hepatic ischemia, caused by celiac axis compression, complicating pancreaticoduodenectomy. Ann Surg 1993; 217: 244-7.
11) Joseph P, Raju RS, Vyas FL, et al: Portal annular pancreas. A rare variant and a new classification. JOP 2010; 11: 453-5.
12) Arora A, Velayutham P, Rajesh S, et al: Circumportal pancreas: a clinicoradiological and embryological review. Surg Radiol Anat 2014; 36: 311-9.
13) Nagakawa T, Kayahara M, Ueno K, et al: A clinicopathologic study on neural invasion in cancer of the pancreatic head. Cancer 1992; 69: 930-5.
14) Hartwig W, Vollmer CM, Fingerhut A, et al; International Study Group on Pancreatic Surgery: Extended pancreatectomy in pancreatic ductal adenocarcinoma: definition and consensus of the International Study Group for Pancreatic Surgery (ISGPS). Surgery 2014; 156: 1-14.
15) Hartwig W, Gluth A, Hinz U, et al: Outcomes after extended pancreatectomy in patients with borderline resectable and locally advanced pancreatic cancer. Br J Surg 2016; 103: 1683-94.
16) Jang JY, Kang MJ, Heo JS, et al: A prospective randomized controlled study comparing outcomes of standard resection and extended resection, including dissection of the nerve plexus and various lymph nodes, in patients with pancreatic head cancer. Ann Surg 2014; 259: 656-64.
17) Nimura Y, Nagino M, Takao S, et al: Standard versus extended lymphadenectomy in radical pancreatoduodenectomy for ductal adenocarcinoma of the head of the pancreas: long-term results of a Japanese multicenter randomized controlled trial. J Hepatobiliary Pancreat Sci 2012; 19: 230-41.
18) Strobel O, Hank T, Hinz U, et al: Pancreatic Cancer Surgery: The New R-status Counts. Ann Surg 2017; 265: 565-73.
19) Satoi S, Yamaue H, Kato K, et al: Role of adjuvant surgery for patients with initially unresectable pancreatic cancer with a long-term favorable response to non-surgical anti-cancer treatments: results of a project study for pancreatic surgery by the Japanese Society of Hepato-Biliary-Pancreatic Surgery. J Hepatobiliary Pancreat Sci 2013; 20: 590-600.
20) Inoue Y, Saiura A, Oba A, et al: Optimal Extent of Superior Mesenteric Artery Dissection during Pancreaticoduodenectomy for Pancreatic Cancer: Balancing Surgical and Oncological Safety. J Gastrointest Surg 2019; 23: 1373-83.

膵体部癌に対する膵体尾部切除術

長友謙三, 濱田剛臣, 七島篤志　宮崎大学医学部外科学講座肝胆膵外科学分野

> ⚠ **手術手技マスターのポイント**
> 1. 膵頭部病変に対しては一般的に膵頭十二指腸切除が施行されるが, 膵体尾部病変に対する術式は膵切除範囲, リンパ節郭清範囲, 後腹膜組織の切除範囲, 脾臓温存の有無など, 病態に合わせて選択する必要がある。
> 2. 術前に造影 CT 検査を行い, 腹腔動脈および上腸間膜動脈から分岐する分枝と, 門脈および上腸間膜静脈に流入する分枝の解剖を把握する。
> 3. 特に悪性腫瘍では, 膵臓周囲の膜構造や膵外神経叢の分布を意識した手技を行う。
> 4. 膵癌の顕微鏡学的の遺残好発部位は, 腫瘍背側の後腹膜脂肪組織と脾動脈根部付近であることから, 腫瘍から十分な切除マージンを得る必要がある (図1)。
> 5. 近年では, 膵切離後に膵体尾部を左方に脱転しながら切除を行う RAMPS 法 (Radical antegrade modular pancreatosplenectomy 法) を用いると出血を軽減することができ, また根治性を得られやすいと報告されている[1]。

図1 切除・郭清範囲

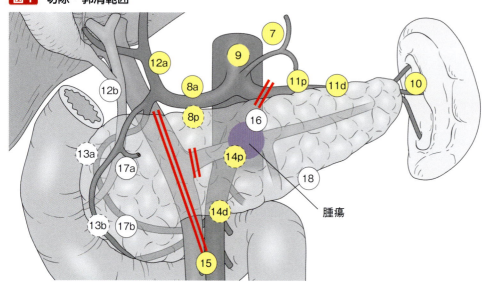

I 手術を始める前に

1. 手術の選択(臨床判断)

(1) 適応となる場合[2]
- 遠隔転移を認めない症例。
- 門脈や上腸間膜静脈に腫瘍の浸潤を認めない,もしくは門脈や上腸間膜静脈に腫瘍の接触・浸潤を180°未満で認めるが,閉塞を認めない症例。
- 上腸間膜動脈,腹腔動脈,総肝動脈に浸潤を認めない症例。

(2) 適応としない場合,または術前治療を必要とする場合
- 門脈や上腸間膜静脈に腫瘍の接触・浸潤を180°以上で認める症例や,上腸間膜動脈や腹腔動脈に腫瘍の接触・浸潤を180°未満で認める症例などは切除可能境界(BR:Borderline resectable)と定義され,「標準的手術」以上の特別な術式が必要となる。
- 門脈系への腫瘍の浸潤が十二指腸下縁を超える症例や,上腸間膜動脈や腹腔動脈への腫瘍の浸潤が180°以上を超える症例(切除不能;UR:Unresectable)。

2. 手術時の体位と機器(図2)

- 体位は仰臥位とする。
- 術野展開のために開創器を使用する。
- 腫瘍や膵内外の観察を行う。膵切離線を決定するためには,術中超音波検査は重要である。
- 近年では,脾臓周囲組織の剥離に超音波凝固切開装置やベッセルシーリングシステムが用いられ,出血量と手術時間が減少している。

図2 体位と機器

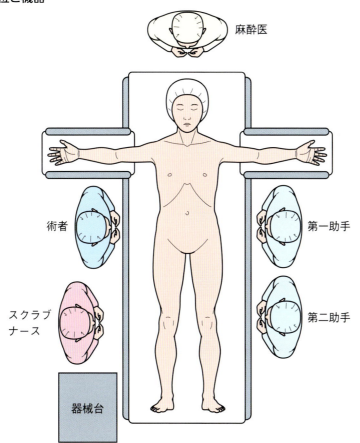

3. 腹壁創 (図3)

- 上腹部正中切開や横切開で開腹することが多い。
- 高度肥満例や，腫瘍の周囲臓器浸潤により肋骨下の視野確保が困難な場合は，L字切開，山型横切開，逆T字切開など創の延長を積極的に行うことで良好な視野を得られるように工夫する。

図3 切開

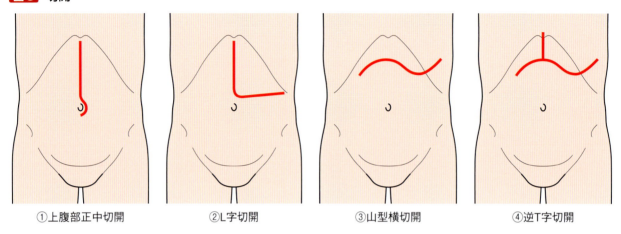

①上腹部正中切開　②L字切開　③山型横切開　④逆T字切開

4. 周術期のポイント

(1) 術前

- CTおよびMRI検査による質的精査と進展度診断を行う。腹腔動脈や上腸間膜動脈への明らかな浸潤を認めないことを確認する。
- 超音波内視鏡検査(EUS)は周辺臓器への影響が少なく，病変に近接して観察することができるため有用である。
- また，EUSは微小病変も検出可能であり，ほぼ全例で行っている。術前に超音波内視鏡下穿刺吸引法(EUS-FNA)や膵液の細胞診で確定診断を行う。
- 筆者らの施設では，手術のプランニングに3Dシミュレーションソフトを使用している。
- 膵腫瘍では術後に二次性の糖尿病を合併することがある。それ以外の場合も，術後にインスリン分泌能の低下が予想されるため，術前に耐糖能の評価が必要である。
- 膵神経内分泌腫瘍(p-NET)が疑われる症例では，内分泌系の精査が必要である。多発性内分泌腫瘍症(MEN-Ⅰ，Ⅱ)などの合併も考慮する。
- 脾臓合併切除例では，脾摘後重症感染症(OPSI)の予防のために術前に肺炎球菌ワクチンの投与を行う。

(2) 術後

- 膵体尾部切除術後に最も留意しなければならない合併症として膵液瘻が挙げられる。術後のドレーン排液アミラーゼ値をモニタリングし，アミラーゼ高値で膵液瘻を疑った場合には，感染の有無や，造影CT検査でドレナージ不良域がないかを評価する(表1)。
- 膵体尾部切除後の膵内分泌障害による膵性糖尿病に対しては，低血糖に注意しながらインスリン療法を中心とした血糖管理を行う。
- 膵外分泌障害による消化吸収障害に対しては，十分な栄養療法と膵消化酵素補充療法を行う。

表1 ISGPF 国際基準による膵液瘻 Grading の改訂

イベント	Biocheminal leak（POPFなし）	Grade B POPF[*1]	Grade C POPF[*1]
排液Amy値≧血清Amy施設基準値上限3倍	あり	あり	あり
3週間以上の膵周囲持続ドレナージ	不要	必要	必要
臨床的に明らかな変化[*2]	なし	あり	あり
経皮的or内視鏡的介入	なし	要する	要する
出血に対する血管造影	不要	要する	要する
再手術	なし	なし	要する
感染徴候	なし	あるが，臓器不全はなし	あり，臓器不全あり
臓器不全[*3]	なし	なし	あり
膵液瘻による術死	なし	なし	あり

（Okada K, et al: Surgical strategy for patients with pancreatic body/tail carcinoma: who should undergo distal pancreatectomy with en-bloc celiac axis resection? Surgery 2013; 153: 365-72. より引用改変）

ISGPF：International study group of postoperative pancreatic fistula

＊1：臨床的に問題となる膵液瘻は排液量にかかわらず，排液アミラーゼ（Amy）値が血清Amy施設基準値上限の3倍以上で，術後膵液瘻（POPF）に関連した臨床的症状を伴うものと定義。
＊2：入院期間の延長やICU管理，ソマトスタチンアナログや高カロリー輸液，血液製剤やその他の薬剤の使用を要する病態。
＊3：呼吸・腎・心機能障害に対して再挿管・透析・強心剤の24時間以上の使用を要する。

II 手術を始めよう──手術手技のインデックス！

1. 手術手順の注意点

- 標準的な手術手順（RAMPS法に基づく）を以下に示す。
- まずは腹腔鏡検査または小開腹で小腸間膜や網嚢内まで観察し，播種結節がないことを確認した後に開腹創を広げる。
- 腹腔内の洗浄細胞診を行い癌細胞の播種の有無を検索する。
- 術中超音波検査を行い，肝内転移の有無や膵病変の進展範囲を評価する。

2. 実際の手術手順

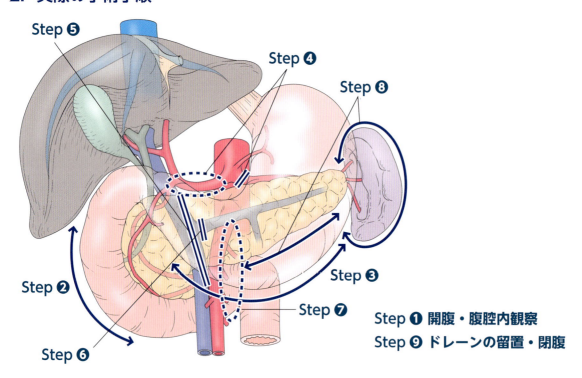

Step ❶ 開腹・腹腔内観察
Step ❾ ドレーンの留置・閉腹

＜参考＞本手技で郭清するリンパ節

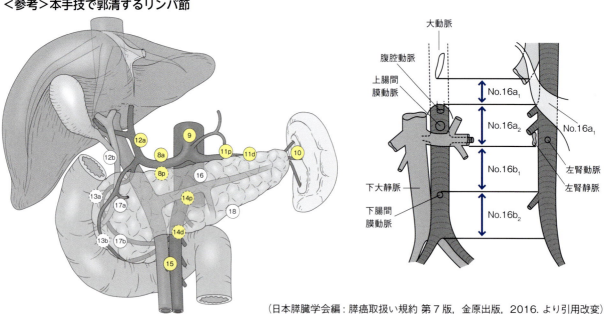

（日本膵臓学会編：膵癌取扱い規約 第7版，金原出版，2016．より引用改変）

[Focus は本項にて習得したい手技（後述）]

Step ❶ (p.142) 開腹・腹腔内観察 *

Step ❷ (p.142) 十二指腸の授動（図A）*

Step ❸ (p.143) 網嚢開放 *

Step ❹ (p.143) 総肝動脈周囲リンパ節郭清，脾動脈結紮切離（図B） Focus 1

Step ❺ (p.146) (p.148)
a． 膵臓のトンネリング Focus 2
b． 膵切離（図C） Focus 2

Step ❻ (p.149) 脾静脈切離 *

Step ❼ (p.150) 上腸間膜動脈神経叢の郭清（図D） Focus 3

Step ❽ (p.152) 後腹膜郭清，脾臓周囲の剥離 Focus 4

Step ❾ (p.154) ドレーンの留置，閉腹 *

＊ここでは簡単に手技のコツ（ Knack ）を示します。

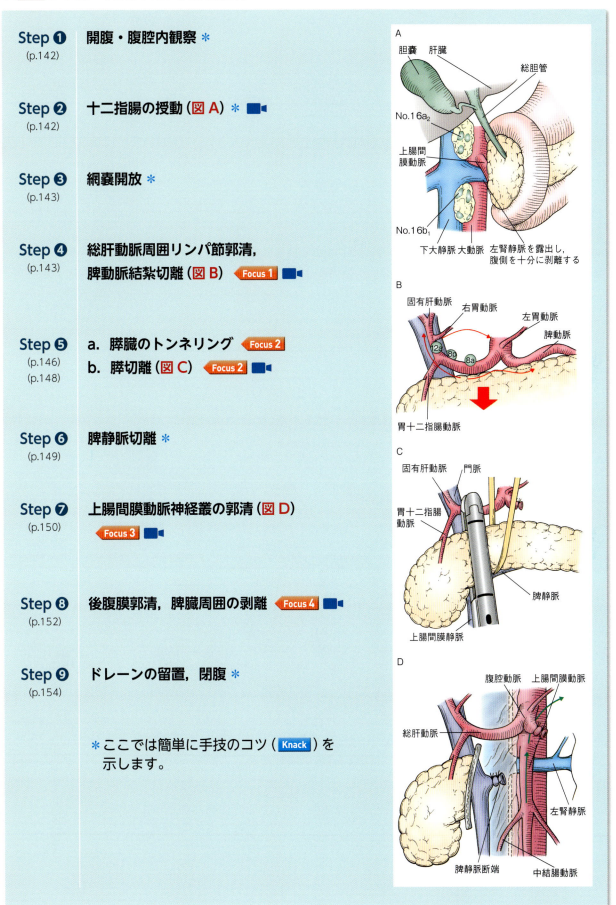

III 手技をマスターしよう！

Step ❶
Knack 開腹・腹腔内観察

- 腹腔内に生理食塩水を注入し，Douglas窩より洗浄液を採取して細胞診を行う。
- 腹腔内の播種結節の有無を必ず確認する。
- 左横隔膜下にガーゼなどを置くと，術野の展開が良好になる。

Step ❷
Knack 十二指腸の授動

- 下大静脈および左腎静脈腹側に沿って，膵頭十二指腸を腹部大動脈左側まで十分に授動する。このとき，十分に左腎静脈を露出しておく（図4，①）。この操作の層が後腹膜一括郭清の層につながる。
- 十二指腸を授動する際に前もって横行結腸肝彎曲部の後腹膜を切離し，尾側に剥離しておくと，術野展開が容易である。
- 傍大動脈リンパ節（No.16b_1，No.16a_2）のサンプリングを行う。

（動画時間 05：08）

図4 十二指腸授動，傍大動脈リンパ節サンプリング

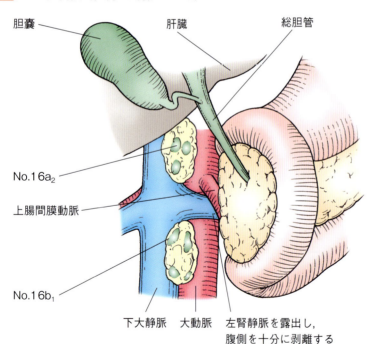

Step ❸
Knack 網嚢開放

- 助手に横行結腸を尾側に牽引させ，横行結腸間膜を伸展させる。
- 中結腸動静脈より左側の大網から網嚢腔に入る。
- そのまま胃脾間膜まで切離しておくと，後の術野展開に有利である。

Step ❹
Focus 1 総肝動脈周囲リンパ節郭清，脾動脈結紮切離

1. 手技のスタートとゴール

- No.8a リンパ節を郭清し，脾動脈根部を結紮切離する（図5）。

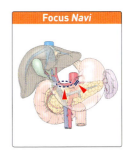
Focus Navi

図5 膵上縁のリンパ節郭清と脾動脈の切離
a：総肝動脈，腹腔動脈周囲リンパ節の郭清（①→②→③）
b：脾動脈の切離

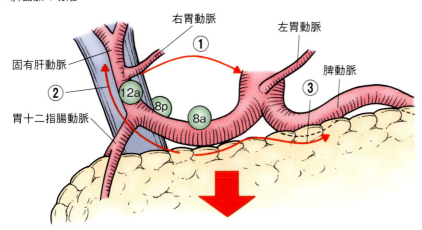

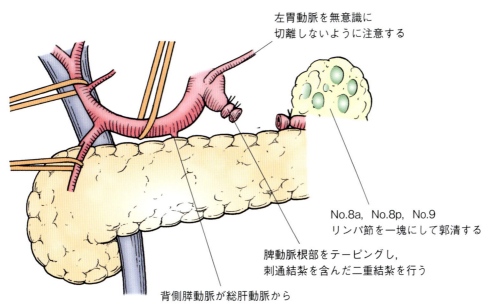

左胃動脈を無意識に切離しないように注意する

No.8a，No.8p，No.9
リンパ節を一塊にして郭清する

脾動脈根部をテーピングし，
刺通結紮を含んだ二重結紮を行う

背側膵動脈が総肝動脈から
分岐している場合には注意
する

2. 手技の習得

> ● **手技の概要**
> 膵上縁の漿膜を切開して総肝動脈周囲リンパ節，腹腔動脈周囲リンパ節を郭清し，脾動脈根部を露出した後，結紮切離する（▶②）。
>
> ● **手技習得のポイント**
> (1) 総肝動脈頭側の横隔膜脚を郭清の上縁として，膵上縁の漿膜に電気メスで切開を入れる（図 5a ①）。
> (2) まずは総肝動脈を第一の目印としてテーピングし，右側へと剥離を延長し，胃十二指腸動脈，固有肝動脈をテーピングする。次に No.8a リンパ節を一塊に外す（図 5b）。続けて，固有肝動脈背側に確認できる門脈左縁のリンパ組織（No.8p）も含めて郭清する（図 5a ②）。
> (3) 神経叢を切除しつつ，総肝動脈の外膜に沿って，脾動脈根部に郭清ラインを延長する（図 5a ③）。

（動画時間 05：03）

3. アセスメント

Q 郭清のコツは？

▶ 動脈周囲神経叢を郭清する際は，動脈の外膜を確認しメッチェンバウム剪刀で鋭的に切離する。それぞれの動脈をテーピングすることが重要である。

Q 出血した場合の対処法は？

▶ 的確な層に入れば出血することは少ないが，細い動脈を損傷した場合には出血点を確認し，6-0 モノフィラメント縫合糸で縫合止血を行う。縫合が難しい場合は局所止血剤などで圧迫止血する。また，リンパ節は把持すると出血し，止血が困難であるため，できるだけ把持しないようにする。

Q 郭清時に注意することは？

▶ 総肝動脈から背側膵動脈が分岐していることがあるので注意する（「解剖学的ポイント 1」参照）。分岐している場合には結紮切離する。

Q 脾動脈の処理はどのように行うか？ 浸潤がある場合の対処法は？

▶ 膵液瘻発症後の脾動脈断端の動脈瘤形成に対して血管内塞栓治療を行う場合があるため，脾動脈の根部より 5mm 程度末梢側で，刺通結紮を含んだ二重結紮をして切離する。
▶ 根部処理できない症例では腹腔動脈合併尾側膵切除術（DP-CAR）の適応となる[4]。術前に超音波内視鏡検査なども含めた慎重な画像診断を行うことが重要である。

■ 解剖学的ポイント ■

【1. 背側膵動脈の分岐パターン】

背側膵動脈の起始部はバリエーションが多い。脾動脈から分岐する頻度が41%と最も高く，続いて総肝動脈から分岐するパターンが23%存在する。

図A 背側膵動脈の分岐パターン

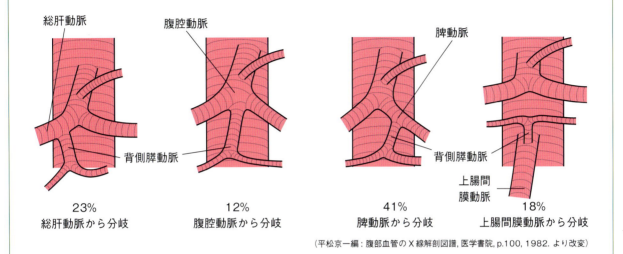

| 23% 総肝動脈から分岐 | 12% 腹腔動脈から分岐 | 41% 脾動脈から分岐 | 18% 上腸間膜動脈から分岐 |

(平松京一編：腹部血管のX線解剖図譜, 医学書院, p.100, 1982. より改変)

Step ❺

Focus 2 　a. 膵臓のトンネリング

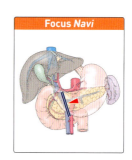

1. 手技のスタートとゴール

- 膵臓のトンネリングを行い，膵臓をテーピングする（図6）。

図6 膵臓のトンネリング

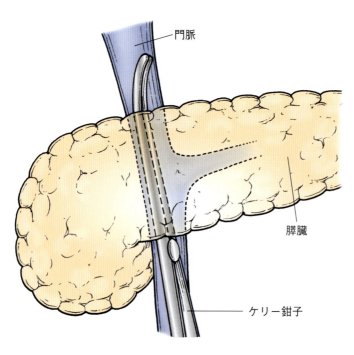

門脈
膵臓
ケリー鉗子

2. 手技の習得

- **手技の概要**

  網嚢を開放した後，上腸間膜静脈を露出する。ケリー鉗子を用いて門脈前面で膵臓をトンネリングし，テーピングする。

- **手技習得のポイント**

  (1) 中結腸静脈や胃結腸静脈幹を目印にして膵下縁で上腸間膜静脈を同定し，露出する。
  (2) 門脈系静脈の損傷は多量の出血を招くことが多い。細い枝も結紮切離する必要があるため，慎重に操作を行う。
  (3) 膵臓のトンネリングの際は，膵背側の門脈の無血管野（11時〜1時方向）を意識して行う。

3. アセスメント

Q 門脈系静脈を損傷した場合の対処法は？

▶ 静脈狭窄や血栓症を避けるため，ピンポイントの縫合止血に留めることが重要である。細い枝を引き抜くことによる出血が多く，5-0もしくは6-0モノフィラメント縫合糸を用いてZ縫合で閉鎖する。

Q 切離する血管は？

▶左胃静脈は，郭清の妨げとなる場合は切離してもかまわない。上腸間膜静脈や脾静脈に流入する下腸間膜静脈は適宜結紮切離する（「解剖学的ポイント2」参照）。

Q 門脈への浸潤がある場合の対処法は？

▶門脈合併切除を行う。その際は膵頭部から門脈を十分に剥離し，浸潤部の上下で門脈，脾静脈，上腸間膜静脈をテーピングする。膵頭十二指腸切除と異なり，門脈が寄りにくいため3cm以上の合併切除を行う場合にはグラフト再建を考慮する（左腎静脈，外腸骨静脈，内頸静脈）。

■ 解剖学的ポイント ■

【2. 下腸間膜静脈の分岐形態】

下腸間膜静脈は，十二指腸空腸曲の左側から膵下縁に至り，上腸間膜静脈や脾静脈に流入する。

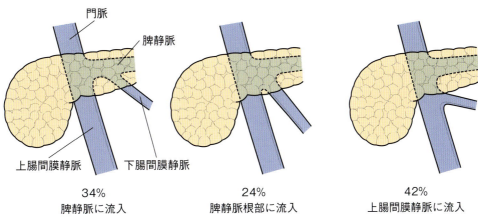

図B　下腸間膜静脈の分岐形態

34%　脾静脈に流入
24%　脾静脈根部に流入
42%　上腸間膜静脈に流入

（Kimura W: Surgical anatomy of the pancreas for limited resection. J Hepatobiliary Pancreat Surg 2000; 7: 473-9. より引用改変）

Step ❺
Focus 2　b. 膵切離

1. 手技のスタートとゴール（図7）
● 膵臓を切離する。

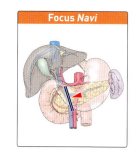

図7 膵切離
a：ステープラーを用いた膵切離
b：脾静脈テーピング
c：膵切離ライン

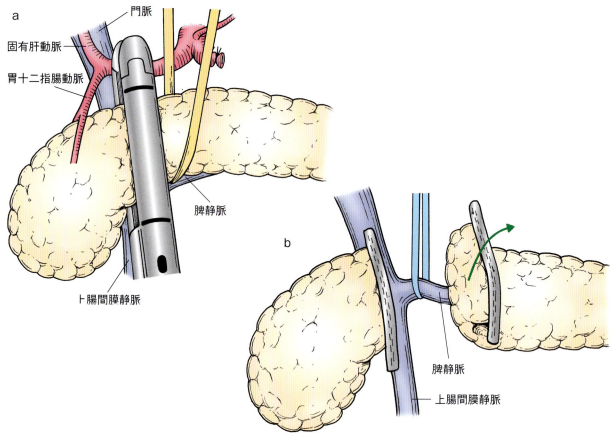

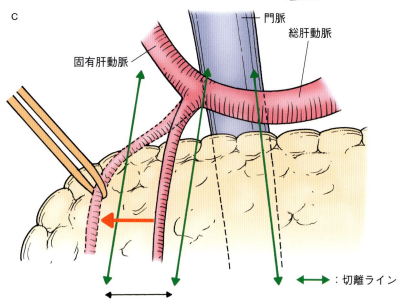

胃十二指腸動脈を牽引することにより，さらに約1cmの追加切除が可能となる

2. 手技の習得

- **手技の概要**
  膵臓をテーピングした後，切離する（▶3）。
- **手技習得のポイント**
  (1) 筆者らの施設ではステープラーで膵臓を切離している（図7a）。前もって小児用腸鉗子で圧挫する方法をとっているが，膵切離の方法は各施設によってさまざまである（手縫い法，ステープラー法，膵断端被覆法）。
  (2) 切除側の断端を術中病理組織検査に提出する。

（動画時間 04：16）

3. アセスメント

Q どの方法を選択するべきか？
▶ステープラー法と手縫い法では膵液瘻の発生率に有意差がないとの報告がある。

Q 膵切離操作のコツは？
▶膵切離に先立ち，可能な限り膵頭側の尾側を十分に剥離し，安全に膵切離できるスペースを確保する。

Q 膵液瘻を防ぐために心掛けることは？
▶ステープラー法では，膵実質や膵被膜を過度に急激に圧迫して損傷することを避けるため，膵組織が均等に圧挫されるよう，ステープラーでゆっくりと挟みこむことが重要である。
▶手縫い法では主膵管をしっかりと同定し，膵実質を含め確実に連続刺通結紮を行う。

Q 門脈前面まで腫瘍が進展している場合は？
▶膵切離断端が陽性の場合は，膵体尾部切除術において胃十二指腸動脈のラインまで追加切離可能である。その場合は，門脈前面を剥離し，胃十二指腸動脈の走行に注意しながら膵臓を切離する（図7c）。その際はメスなどで切離し，手縫いで縫合閉鎖することが望ましい。
▶それでも断端陽性であった場合は胃十二指腸動脈を膵前面より剥離し，右側に牽引しながら膵切離を行うことで，さらに1cmほど安全域を確保することができる（図7c）。それでもなお断端陽性であった場合には，膵全摘を考慮する。

Step ❻
Knack 脾静脈切離

- 脾静脈をステープラーで切離する。
- 膵実質と同時切離する方法もある。
- 術前CT検査で下腸間膜静脈の流入部を確認する。下腸間膜静脈が直接上腸間膜静脈に流入している症例では，脾静脈と別に処理する。

Step ❼
Focus 3　上腸間膜動脈神経叢の郭清

1. 手技のスタートとゴール
- 上腸間膜動脈根部頭側から腹腔動脈左側にかけての神経叢を郭清する（図8，図9）。

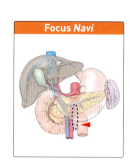

図8 上腸間膜動脈周囲リンパ節郭清

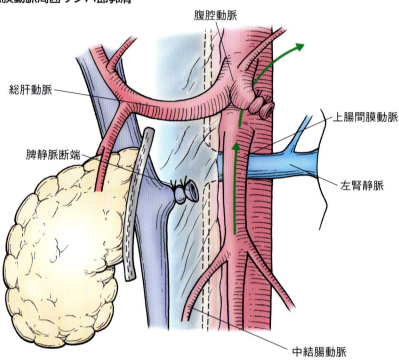

図9 上腸間膜動脈左半周，腹腔動脈神経叢郭清後

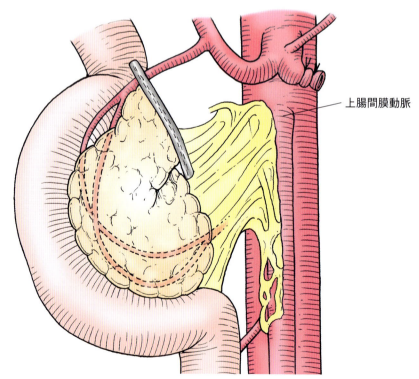

（齋藤明夫：後腹膜一括郭清を伴った膵体尾部切除．がん研スタイル 癌の標準手術 膵癌・胆道癌，メジカルビュー社，2015，p80-92．より引用改変）

2. 手技の習得

- **手技の概要**
  上腸間膜動脈根部から頭側の腹腔動脈左側にかけての神経叢を剥離し，郭清を行う（🎥 4）。
- **手技習得のポイント**
  (1) 中結腸動脈根部から頭側に向かって上腸間膜動脈前面で神経叢を観音開きにし，脾動脈根部に剥離を進め，左側の神経叢・リンパ節を切除側につけて郭清する（図8緑矢印）。
  (2) 多くの症例で上腸間膜動脈の腹側から膵臓へ向かう背側膵動脈が確認できるため，これを同定して確実に結紮切離する（図9）。

（動画時間 03：58）

3. アセスメント

Q 癌が神経叢近傍にある症例の対処法は？

▶ 神経叢浸潤の有無を迅速病理組織診で確認する必要がある。

■ 解剖学的ポイント ■

【3. 膵外神経叢の走行】

膵癌の局所進展様式として重要なものの一つに神経浸潤がある。膵癌は神経に沿って浸潤する傾向が強いため，系統的郭清と病理学的評価が重要である。

図C 膵外神経叢

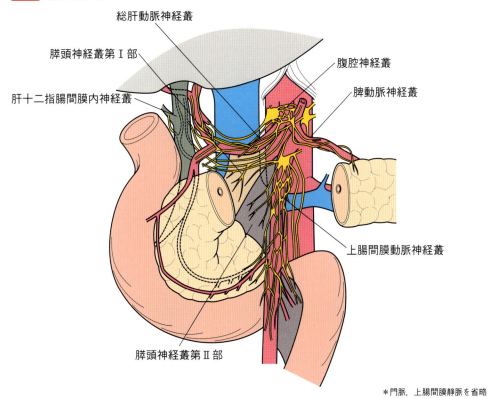

＊門脈，上腸間膜静脈を省略
（日本膵臓学会編：膵癌取扱い規約 第7版，金原出版，2016．より引用改変）

Step ❽
Focus 4 後腹膜郭清，脾臓周囲の剥離

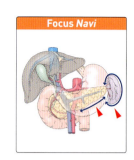

1. 手技のスタートとゴール
- 後腹膜の郭清を行う（図11，図12）。

図11 後腹膜郭清

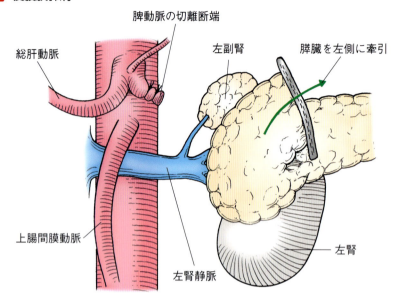

図12 膵体尾部切除後

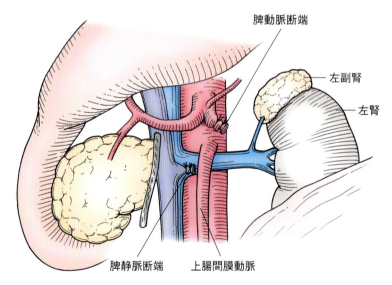

2. 手技の習得

- **手技の概要**
  十二指腸授動で露出した左腎静脈の層から左側に後腹膜の剥離を進め（図11），膵臓周囲の腹膜を切離し，切除標本を摘出する（図12，■◀ ⑤）。

- **手技習得のポイント**
  (1) 横行結腸間膜前葉を脾彎曲部周辺から先に剥離しておくと，良好な視野展開が得られる。
  (2) 膵癌におけるRAMPS法では，Toldt膵後筋膜，さらに背側の腎筋膜（Gerota筋膜）も切除範囲に含めることが多い（図13）。
  (3) 腫瘍の後腹膜への進展度によって，後腹膜切離の深度を変更する。

（動画時間 04：00）

図13 RAMPS法による切除範囲

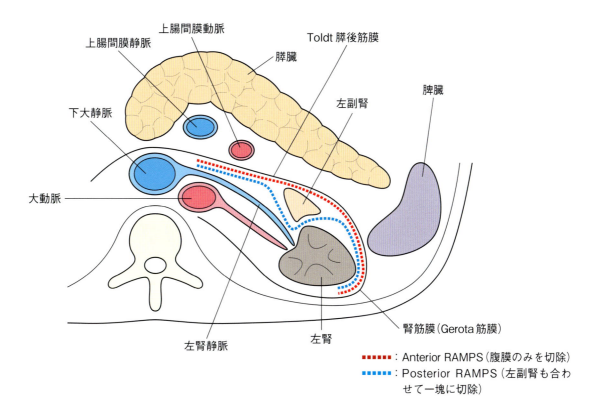

3. アセスメント

Q 後腹膜の切離ラインは？

▶膵後方組織への浸潤が軽度な場合には，左副腎の腹膜のみ切除し，左副腎を温存する（Anterior RAMPS）。浸潤が高度な場合には左側腹腔神経と左副腎を合わせて，一塊に合併切除する（Posterior RAMPS）[7]（図13）。

Q 術前の画像評価による進展度決定は可能か？

▶浸潤性膵管癌は画像診断での進展度判断に限界がある。画像診断で評価できなくても最終病理診断で膵後方浸潤陽性と診断される症例が多い。R0手術を目指すうえで，全体のバランスを考えた切離ラインの検討が必要である。

Q 低悪性度腫瘍の場合の対処法は？

▶腹腔鏡下膵切除術にて行われることが多い．また，Toldt膵後筋膜を温存する層で剥離する膵体尾部切除術の実施を考慮する．この際，上腸間膜動脈神経叢も温存する．

Q 脾臓周囲の剥離のコツは？

▶脾下極付近の左胃大網動静脈の損傷を避けるため，胃脾間膜は脾臓側で処理することを意識する．脾臓は容易に損傷し出血をきたすため，脾臓を決して鉗子で把持したり，誤って突き刺したりしないように注意し，周囲組織を強く牽引しないように心掛ける．

Step ❾
Knack ドレーンの留置，閉腹

- 腹腔内を生食3,000mLで洗浄後，止血を確認する．
- 閉鎖式ドレーンを膵断端に留置する．必要に応じて左横隔膜下にもドレーンを留置する．
- 膵断端からの排液をすべて拾うようにドレーンを留置する（図14）．
- 腹壁を2層に縫合して閉腹する．

図14 ドレーン留置と閉腹

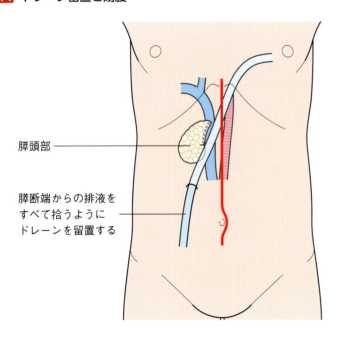

膵頭部

膵断端からの排液を
すべて拾うように
ドレーンを留置する

Ⅳ トラブル・シューティング！

- 膵体尾部切除術におけるトラブル・シューティングとしては，膵液瘻がある。

膵液瘻
Q 膵液瘻が起きる原因は？
▶筆者らの施設で，膵体尾部切除における膵液瘻発生の危険因子を明らかにする目的で行った検討では，手術時間が長い，出血量が多い，脾臓温存，他臓器合併切除，膵臓の切除長が長い，切離部の膵臓が厚い，手術前のCRP値が高いということが臨床的膵液瘻発生の危険因子であった[8]。

Q 膵液瘻に対する対策は？
▶膵体尾部切除術後の合併症としての膵液瘻の発生頻度は10～40%と特に高く，後出血，腹腔内膿瘍，胃内容排出遅延など他の合併症の原因となり，その結果，在院日数の延長や周術期死亡の増加に関連している。本術式で最も問題となる合併症である。
▶膵液瘻を発症した際の基本的治療はドレナージである。内視鏡的膵管ステント留置が有用との報告もある。
▶膵液瘻予防に以下の術式の工夫が行われることがある。
  ①膵断端被覆法
  - 胃壁を用いた漿膜パッチ法
  - 空腸壁を用いた漿膜パッチ法
  - 肝円索パッチ法

  ②膵断端空腸吻合法

しかしながら，確実に予防できる手技は現在まで確立されていない。
▶筆者らの施設では膵液瘻に伴う仮性動脈瘤からの出血の重篤化を防ぐことを目的に，肝円索による脾動脈断端のラッピングを行っている。

Q 門脈前面まで腫瘍が進展しており，追加切除を行う際の膵液瘻予防の注意点は？
▶術前にMRCPや内視鏡的逆行性胆管膵管造影(ERCP)検査を行い，腹側膵管(Wirsung管)と背側膵管(Santorini管)の癒合形態や部位を確認しておく必要がある。癒合不全を認める場合，小乳頭寄りの膵液ドレナージ不良が原因で，術後に難治性の膵液瘻を発症する可能性があるためである。また，癒合部が膵切離ラインより尾側にある場合も同様である。
▶追加切除を行う場合は，膵断端を空腸に埋没させるといった処置の追加を検討する必要がある[9]。

◇ 参考文献
1) Strasberg SM: Radical antegrade modular pancreatosplenectomy. Surgery 2003; 133: 521-7.
2) 日本膵臓学会編: 膵癌取扱い規約第7版, 金原出版, 2016.
3) Okada K, Kawai M, Yamaue H, et al: Surgical strategy for patients with pancreatic body/tail carcinoma: who should undergo distal pancreatectomy with en-bloc celiac axis resection? Surgery 2013; 153: 365-72.
4) 長井美奈子: 周術期合併症の予防とその対策. 臨床外科 2018; 73: 926-30.
5) 平松京一: 腹部血管のX線解剖図譜, 医学書院, 1982.

6) 齋浦明夫: 後腹膜一括郭清を伴った膵体尾部切除. がん研スタイル　癌の標準手術　膵癌・胆道癌, メジカルビュー社, 2015, p80-92.
7) 近藤　成: 膵癌に対するradical antegrade modular pancreastosplenectomy(RAMPS). 臨外 2018; 73: 964-8.
8) 甲斐真弘, 大内田次郎, 旭吉雅秀, ほか: 膵体尾部切除術. 臨床外科 2014; 69: 196-9.
9) 中村雅史: 膵体部癌に対する広範膵体尾部切除術(ExDP). 膵臓 2012; 27: 663-7.

Column

「しっかりと準備をしていないのに，目標を語る資格はない。」

　これはイチロー選手の言葉である。試合前の準備を徹底し，ルーティンを確立し，さまざまな偉業を成し遂げたイチロー選手らしい厳しい言葉である。これは手術でも同様であり，術前の準備で手術の8割が終了しているといっても過言ではない。特に解剖の把握とシミュレーションは重要である。

　解剖の把握にはCT画像を用いる。解剖学的に複雑な肝胆膵領域の手術では，切離する脈管の走行はもちろん，温存すべき脈管の走行や隣接する臓器との位置関係を事前に把握することは，手術をスムーズに進めるために非常に有用である。最近では3D画像解析システムなどを使用することで，より立体的に解剖を理解することが可能となった。できれば自身で3D画像を解析することで，解剖の理解をより深めることができる。

　例えば，膵頭十二指腸切除術では，Kocherの授動から始まり，肝十二指腸間膜の郭清や上腸間膜動脈右半周郭清などが，次々と展開していく。そのすべての手技は病巣の切除に向かっており，一段一段階段を登っていくように丁寧に行うことで，手術は成功する。術前に何度もシミュレーションを行い，助手や前立ちの先生と共有することで手術の流れ・プロセスを理解することができる。

　「しっかりとした準備をして，手術に取り組む。」そういったルーティンを若いうちに身に付けることが大事である。

膵尾部癌に対する遠位側膵切除術

牧野 勇, 田島秀浩, 太田哲生　金沢大学大学院医薬保健学総合研究科肝胆膵・移植外科学

> **⚠ 手術手技マスターのポイント**
> 1. 膵体尾部の授動に先行して, 正中側からアプローチし, 切除の前半で支配動脈の処理と膵切離を行うRAMPS法 (Radical antegrade modular pancreatosplenectomy 法)[1] を基本とする。
> 2. 膵背面は腎筋膜前葉を合併切除する層にて剥離を行い, 癌の後方進展に対するマージンを確保する。
> 3. 膵体尾部のリンパ経路を意識した的確なリンパ流域郭清を行う。

I 手術を始める前に

1. 手術の選択（臨床判断）

- わが国の膵癌取扱い規約第7版[2]において, 膵体部と尾部の境界は大動脈左縁と規定された。腫瘍の主座が大動脈左縁より尾側に存在する膵尾部癌は, 膵体部癌と異なり, 腹腔動脈や総肝動脈への浸潤をきたすことは少なく, 膵体部癌と比べて局所進行により切除不能となる危険性は低い。つまり, 遠隔臓器転移や腹膜転移を認めなければ, 根治切除が施行できる可能性が高い疾患であり, 若手外科医にとっても基本手技としてぜひ習得しておくべき術式といえる。
- 膵尾部癌に対して本術式を行う場合には, 良性疾患や低悪性度腫瘍に対して行う場合と比較して膵背面の剥離層が異なることが重要である。膵尾部癌に対しては, 後方剥離面の癌露出を防ぐために, 腎筋膜前葉を切除する層で剥離することがポイントとなる（図1）。

2. 手術時の体位と機器（図2）

- 仰臥位で手術を行う。脾臓の剥離時に軽い右下斜位のベッドローテーションを行うことがあるが, ほとんどの操作は仰臥位で可能である。

3. 腹壁創

- 剣状突起から臍下部までの上腹部正中切開を基本とするが, 肥満などで視野不良が予想される場合には逆T字切開にて開腹する（図3）。

図1 膵背面の剥離層と切除範囲

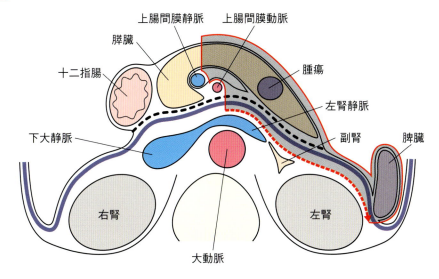

- - - - - - － ：癒合筋膜
――――― ：腎筋膜前葉
- - - - - - － ：後方剥離層
□ ：切除範囲

図2 体位と機器

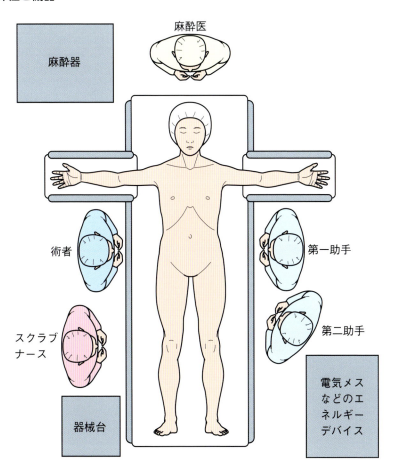

図3 皮膚切開

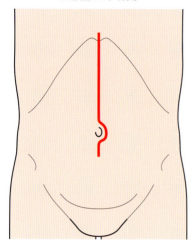
上腹部正中切開

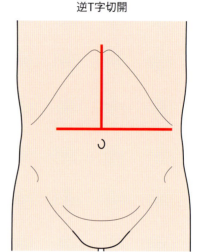
逆T字切開

4. 周術期のポイント

(1) 術前—術前診断，手術計画のポイント

● 他臓器直接浸潤

　膵尾部癌においては，直接浸潤により胃や結腸，左副腎などの合併切除が必要となる場合があるため，術前にその可能性を把握しておく。

● 認識すべき脈管解剖

　遠位側膵切除術において切離や剥離を考慮する主な動脈は，脾動脈，総肝動脈，左胃動脈，腹腔動脈，上腸間膜動脈，背側膵動脈，（症例により副中結腸動脈）で，主な静脈は，門脈，上腸間膜静脈，脾静脈，下腸間膜静脈，左胃静脈，左腎静脈，左副腎静脈である。これらの脈管の走行や腫瘍との位置関係などを術前のCT画像等で観察し，スケッチを行うなどして十分に把握しておく（図4）。

● 術前の手術計画

　術前の画像検査から把握される癌の存在部位や進展範囲を踏まえて，上述の脈管をどの範囲で剥離し，どの位置で切離するかを決定しておくことが，癌を露出せずに確実にR0切除を行うためのポイントである（図4）。このように膵癌に対する根治切除を成功させるためには，綿密な手術計画が重要である。

(2) 術後—膵液瘻とドレーン管理

● 遠位側膵切除術は膵頭十二指腸切除術と比べて，手術侵襲が低く，複雑な再建を必要としないため，主要な術後合併症はほぼ膵液瘻のみに限定される。膵切離断端近傍に留置したドレーン排液中のアミラーゼ濃度の測定や監視培養を行い，膵液瘻の有無を診断する。

● Clinically relevant postoperative pancreatic fistula（CR-POPF）を発症した場合には，ドレーン管理を徹底し，膵液瘻を治癒させる。

図4 術前画像診断を基に作成した血管解剖のスケッチと切離予定線

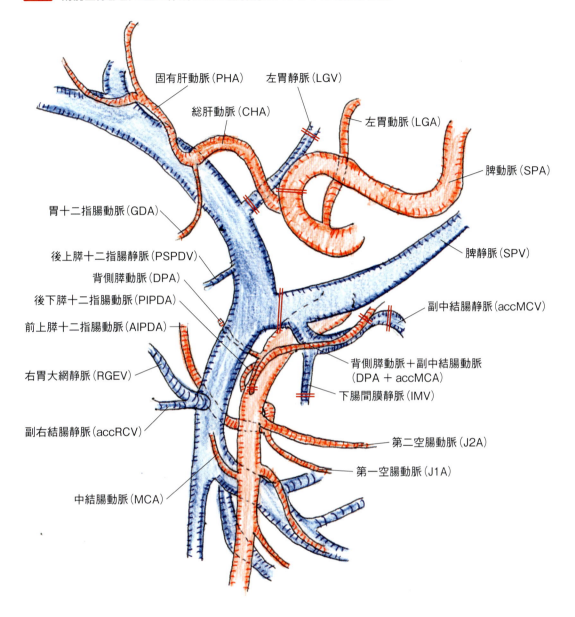

■ 解剖学的ポイント ■

【背側膵動脈の走行と癌進展】

　膵臓に流入する重要な動脈の一つとして背側膵動脈（dorsal pancreatic artery；DPA）が挙げられる。本動脈の起始部は，脾動脈，総肝動脈，腹腔動脈，上腸間膜動脈などさまざまであるが，多くの症例において上腸間膜動脈の腹側を通過し，脾静脈近位部の背面を通過するあたりで頭部枝と体部枝に分岐する。頭部枝は膵鉤部の頭側に流入し，体部枝は膵下縁から膵体部に流入して下膵動脈を形成する（図A）。膵体尾部癌においては，しばしば背側膵動脈の膵体部枝に沿った癌進展を認めることから（図B），膵体尾部癌に対する遠位側膵切除術の際には，背側膵動脈を根部で処理し，同動脈に沿った軟部組織を確実に郭清することが重要である。

図A　背側膵動脈の走行

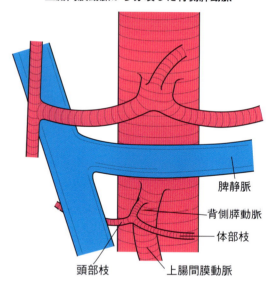

図B　背側膵動脈周囲の癌進展
- ➡：膵体尾部癌の原発巣
- ➡：癌の背側膵動脈への直接浸潤
- ➡：リンパ節転移

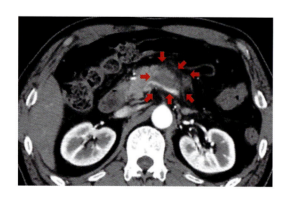
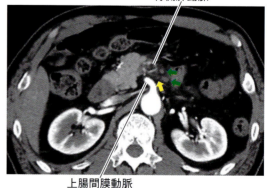

Ⅱ 手術を始めよう—手術手技のインデックス！

1. 手術手順の注意点

- まず，開腹時に腹膜転移や肝転移の検索を行い，疑わしい結節を認めた場合には迅速病理診断に提出する．腹膜転移や肝転移を認めた場合には，原則として原発巣切除の適応はない．これらが陰性であることを確認した後，術前の計画に従って手術を進める．
- 大まかな流れとしては，①膵下縁からアプローチし膵背面の剥離層を確保，②膵上縁の郭清を行いつつ脾動脈根部を確保，③膵切離，④脾動静脈を切離，⑤膵体尾部・脾臓を授動し標本摘出，といった手順となる．

2. 実際の手術手技

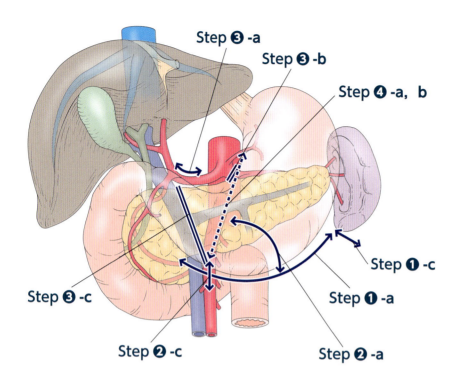

Step ❶-b　横行結腸間膜の切開
Step ❷-b　腎筋膜前葉の切離，左腎静脈の剥離
Step ❹-c　左副腎の剥離，脾横隔靱帯の切離，標本摘出
Step ❺　膵切離断端処理，ドレーン留置，閉腹

＜参考＞本手技で郭清するリンパ節

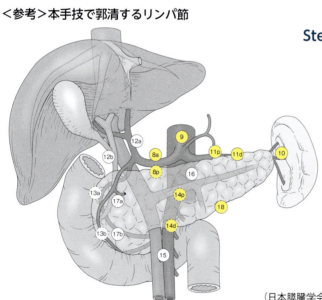

（日本膵臓学会編：膵癌取扱い規約 第7版，金原出版，2016.より引用改変）

[**Focus** は本項にて習得したい手技（後述）]

Step ❶
(p.166)

切除・郭清のための術野準備　**Focus 1**
a. 胃結腸間膜（大網）の切離（図 A）
b. 横行結腸間膜の切開
c. 脾結腸間膜の切離

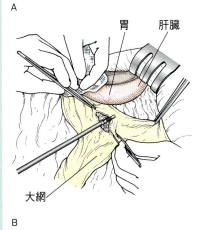

A

胃　肝臓

大網

Step ❷
(p.168)

膵下縁からのアプローチ　**Focus 2**
a. Treitz 靱帯の切離
b. 腎筋膜前葉の切離，左腎静脈の剥離（図 B）
c. 上腸間膜動脈前面の剥離

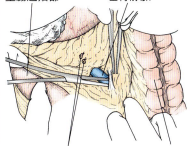

B

空腸起始部　左腎静脈

切離された Treitz 靱帯　横行結腸

Step ❸
(p.171)

膵上縁からのアプローチ　**Focus 3**
a. 総肝動脈の剥離と周囲郭清
b. 脾動脈根部の剥離，テーピング
c. 膵頸部のトンネリング，膵切離，脾静脈切離（図 C）

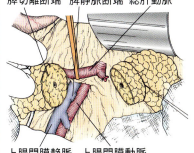

C

膵切離断端　脾静脈断端　総肝動脈

上腸間膜静脈　上腸間膜動脈

Step ❹
(p.175)

上腸間膜動脈・腹腔動脈周囲リンパ節郭清から膵後面の剥離，標本摘出　**Focus 4**
a. 上腸間膜動脈周囲から脾動脈根部の郭清
b. 腹腔動脈左側の郭清
c. 左副腎の剥離，脾横隔靱帯の切離，標本摘出（図 D）

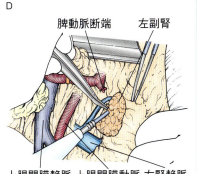

D

脾動脈断端　左副腎

上腸間膜静脈　上腸間膜動脈　左腎静脈

Step ❺
(p.178)

膵切離断端処理，ドレーン留置，閉腹　**Focus 5**
a. 膵切離断端の処理
b. 肝鎌状間膜を用いた脾動脈断端，横行結腸間膜欠損部の被覆
c. ドレーン留置，閉腹

III 手技をマスターしよう！

Step ❶
Focus 1 切除・郭清のための術野準備

1. 手技のスタートとゴール

- 大網を切離し，膵頸部下縁にて上腸間膜静脈を確認する．横行結腸間膜左側を開放し，脾結腸間膜を切離のうえ，結腸脾彎曲部を授動する（図5）．

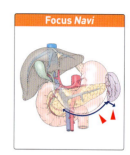

図5 切除・郭清のための術野準備
a. 開始図
b. 終了図

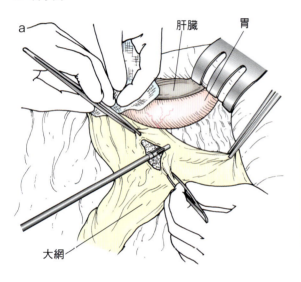

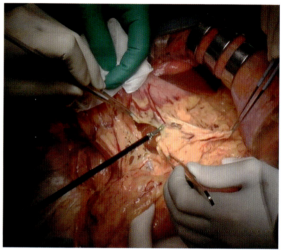

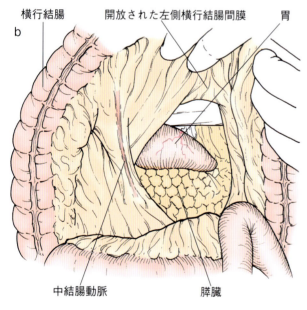

2. 手技の習得

● **手技の概要**

大網を切離し，膵切除・郭清のための術野を確保する．中結腸動静脈より左側の横行結腸間膜を切開・開放する．そのまま脾結腸間膜を切離し，結腸脾彎曲部を授動しておく．

● **手技習得のポイント**

(1) 大網を胃大網動静脈に沿って切離する際，左側は胃脾間膜の手前までに留めておく．右側は，右胃大網静脈に沿って十分に切離し，膵頸部下縁で上腸間膜静脈が確認できるようにしておく（図6）．
(2) 膵体尾部に癒合している左側横行結腸間膜は合併切除するため，中結腸動静脈より左側の横行結腸間膜を切開・開放する．この際，中結腸動静脈と横行結腸辺縁動静脈の走行を確認し，これらを損傷しないように中結腸動静脈の左側から脾彎曲部付近まで開放する（図7）．
(3) 横行結腸間膜左側の開放に続いて，結腸辺縁動静脈を損傷しないように脾結腸間膜を切離し，結腸脾彎曲部を足側に授動しておく．

3. アセスメント

Q 大網の切離はどこまで行うか？

▶左側の切離は胃脾間膜の手前までに留めておく．これは，脾動静脈の処理の際，通常は脾動脈，脾静脈の順に結紮するが，どうしても脾静脈を先行して処理しなければならない場合に脾臓のうっ血を軽減するためである．

▶右側は，上腸間膜静脈が確認できるよう，右胃大網静脈走行に沿って十分に切離する．右胃大網静脈と副右結腸静脈および中結腸静脈が認識できれば，おおむねこれらの延長線上に上腸間膜静脈を確認することができる（図6）．

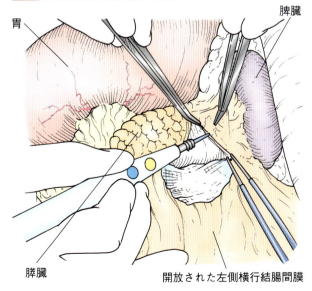

図6 大網切離・網嚢の開放

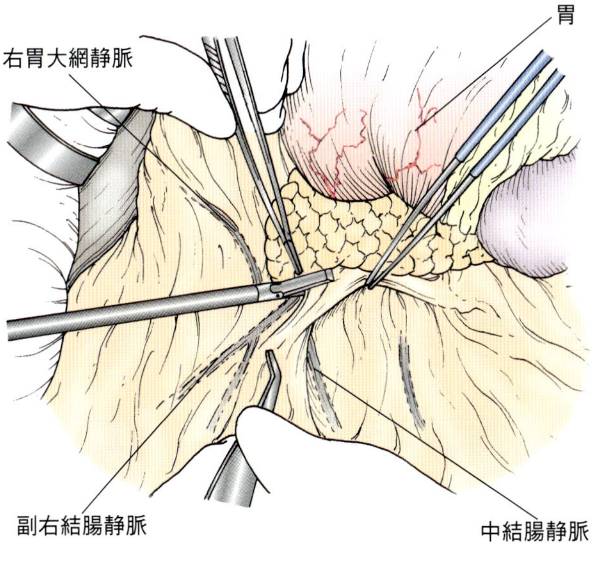

図7 左側横行結腸間膜の開放

Q 横行結腸間膜を合併切除する目的は？

▶ 横行結腸間膜の根部は膵体尾部の下縁から背面に癒合しているため，膵体尾部背面の剥離マージンを確保するためには，左側横行結腸間膜を合併切除すべきである。

▶ 膵尾部癌の場合には，通常，中結腸動静脈は温存可能である。上腸間膜動脈の近位部から分岐し，横行結腸間膜左側を通過する副中結腸動脈を有する症例が存在するが，その際はこの動脈を切離する。

Step ❷
Focus 2　膵下縁からのアプローチ

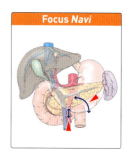

Focus Navi

1. 手技のスタートとゴール

- 左腎静脈を剥離・露出し，膵背面の剥離層を確保する。膵体部足側で上腸間膜動脈を認識し，前面から左側の郭清を可及的に行っておく（図8）。

図8 膵下縁からのアプローチ
a. 開始図
b. 終了図

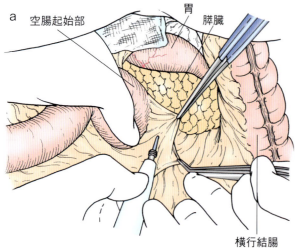

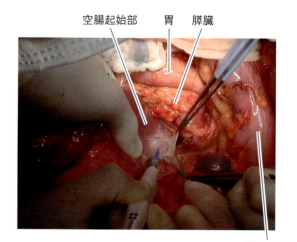

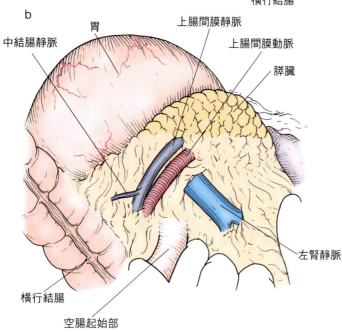

2. 手技の習得

● 手技の概要

空腸起始部左側の腹膜を縦に切開して，空腸起始部から十二指腸第4部を授動する。Treitz 靭帯を切離し，上腸間膜動脈の左側縁を指標として後腹膜側の脂肪織や筋膜を切開し，腎筋膜前葉の深層に入って左腎静脈を確認する（ ①）。その後，左腎静脈の走行に沿って腎筋膜前葉の切開を進める。中結腸動脈分岐部より中枢側のレベルで，上腸間膜動脈の前面から左側の脂肪織を頭側方向に郭清する（ ②）。

● 手技習得のポイント

(1) 本ステップでは横行結腸を頭側に拳上するが，前処置にて左側横行結腸間膜を開放しているため，膵体尾部を同一視野で認識しながら操作可能である。

(2) 空腸起始部左側の腹膜を縦に切開して，空腸起始部から十二指腸第4部を授動する。本操作中に空腸起始部の左側あたりで，下腸間膜静脈が縦方向に走行することが確認できるため，ここで切離しておく（図9）。下腸間膜静脈が上腸間膜静脈に流入する場合には，後の操作で上腸間膜静脈への流入部にて再度切離する必要がある。

(3) Treitz 靭帯の切離により，小腸間膜を走行する上腸間膜動脈が認識できるため，その左側縁を目印として後腹膜側の脂肪織や筋膜を切開し，腎筋膜前葉の深層に入って左腎静脈を確認する（図10）。左腎静脈を末梢側方向に露出するように腎筋膜前葉の切開を進め，左副腎静脈の分岐部を確認しておく。

(4) 横行結腸を足側に下ろし，上腸間膜動脈の前面から左側の脂肪織を中結腸動脈分岐部より頭側から上腸間膜動脈神経叢を温存する層で郭清する。このとき，上腸間膜動脈の左側方向に分岐する空腸動脈を損傷しないよう注意する。上腸間膜動脈近位側は，膵臓を切離することで視野が良好になるため，この時点では無理なく展開できる部位までにとどめておく。

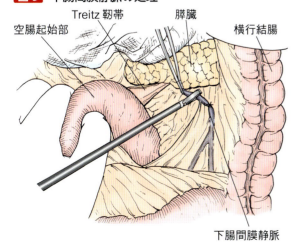

図9 下腸間膜静脈の処理

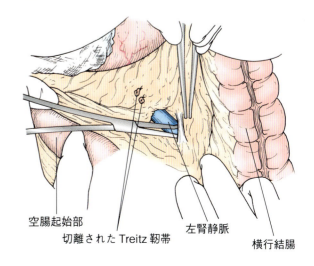

図10 左腎静脈の剥離・露出

図11 上腸間膜動脈前面から左側の郭清

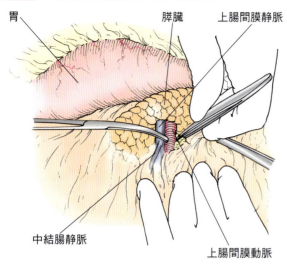

3. アセスメント
Q 左腎静脈を露出する理由は？
▶膵臓は後腹膜に固定されているが，下大静脈や腎臓などの後腹膜臓器とは癒合筋膜と腎筋膜前葉により境界されている。腎筋膜前葉は膵癌の後腹膜方向への進展のバリアとして機能しているため，この筋膜を合併切除すること，すなわち左腎静脈を露出する層で剥離を行うことにより，膵背面のマージン確保につながる[1]。

▶右側は上腸間膜動脈の左側縁を指標として剥離を開始し，この時点では左側は左副腎静脈が分岐する部位を確認するまで剥離しておく。これより左側は，後の操作で膵臓を切離し，膵体尾部を左側に牽引することでより良好な視野が得られる。

Q 上腸間膜動脈周囲の郭清はどこまで行うか？
▶膵尾部癌が上腸間膜動脈方向に進展する際には，背側膵動脈に沿った経路が重要である。背側膵動脈は，腹腔動脈，総肝動脈，脾動脈，上腸間膜動脈のいずれかの近位側から分岐することが多い。通常は，上腸間膜動脈と脾静脈近位部の間を走行し，頭部枝と体部枝に分岐して，体部枝は膵体部下縁付近の背側から膵臓に流入し下膵動脈となる。この経路に主要なリンパ組織が存在しており，郭清すべき領域と考えられる。

▶したがって，上腸間膜動脈神経叢に癌の直接浸潤を認めない場合には，同神経叢を温存し，上腸間膜動脈の前面から左側のリンパ組織を含んだ脂肪織を根部まで郭清する。癌の直接浸潤を認める場合にはその進展範囲に応じて，同神経叢は合併切除する。

Step ❸
Focus 3　膵上縁からのアプローチ

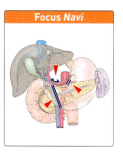

1. 手技のスタートとゴール
- 総肝動脈周囲のリンパ節郭清を行い，脾動脈根部を同定し，テーピングのうえ，結紮しておく．門脈直上レベルで膵頸部のトンネリングを行った後に門脈左縁にて膵臓を切離し，切離断端を迅速病理診断に提出する．門脈に合流する部位で脾静脈を切離し縫合閉鎖する（図12）．

図12 膵上縁からのアプローチ
a. 開始図
b. 終了図

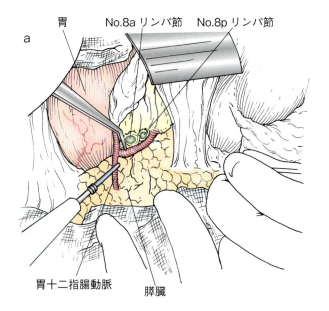
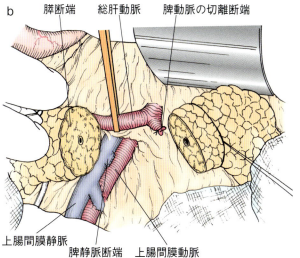

2. 手技の習得

● **手技の概要**

総肝動脈に沿ってリンパ節を郭清しつつ，同動脈にテーピングを行う．総肝動脈を根部まで追求し，脾動脈を同定してテーピングを行い，根部で結紮して血流を遮断する．そして，膵上縁で門脈を同定し，先に同定してあった上腸間膜静脈から門脈に向けて膵頸部背側の剥離・トンネリングを行う．その後膵臓の駆血を行い，門脈左縁にて膵切離を行う（▶3）．

（動画時間 02：34）

● **手技習得のポイント**

(1) 横行結腸は足側に下ろし，胃は頭側に挙上，膵臓は腫瘍部を圧迫しないようガーゼを用いて愛護的に足側に圧排して視野を確保する．

(2) 胃を頭側に挙上する際は幽門部の癒着を十分に剥離し，胃十二指腸動脈の走行を認識する．総肝動脈周囲の郭清は，胃十二指腸動脈分岐部から開始し，中枢側方向に進める．この際，総肝動脈を露出しながら郭清するが，リンパ節と膵上縁の間の剥離は最小限にとどめる．膵尾部癌では，通常，総肝動脈神経叢への浸潤をきたすことはないので，神経叢を温存する剥離層にてテーピングし，リンパ節郭清を行う（図13）．

(3) 総肝動脈周囲の郭清を根部まで進め，左胃静脈と脾動脈の根部を同定する．通常，この操作の過程で左胃静脈を結紮切離する．

(4) 脾動脈根部を同定した後，神経叢を切除する剥離層に入り，脾動脈外膜を露出しつつテーピングを行い，結紮のみ行っておく（図14）．

(5) 総肝動脈のテーピングを頭側に牽引すると胃十二指腸動脈分岐部付近の背側に門脈が透見できる（図15）．膵下縁から剥離した上腸間膜静脈の前面から門脈前面に向けて剥離を行い，門脈前面にて膵頸部をテーピングする（図16）．

(6) 膵切離の際には，切除側に刺通結紮を行い，温存側にはネラトンカテーテルなどを用いて駆血し，門脈左縁にてメスを用いて膵臓を切離する（図17）．切離断端は迅速病理診断に提出する．

(7) 膵臓を切離すると脾静脈が門脈に合流する部位が確認できるため，血管鉗子で遮断して切離し，門脈側は6-0モノフィラメント非吸収糸を用いた連続縫合にて閉鎖する．切除側は刺通結紮しておく．

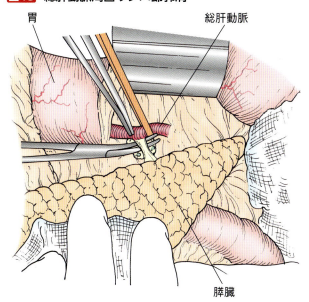

図13 総肝動脈周囲リンパ節郭清

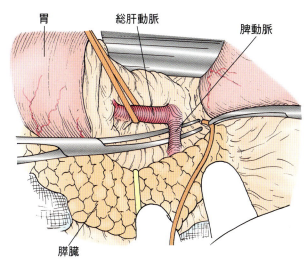

図14 脾動脈根部のテーピング

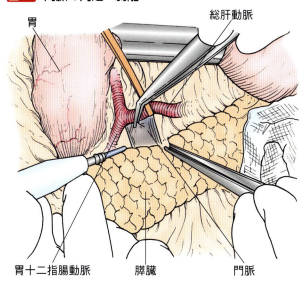

図15 門脈の同定・剥離

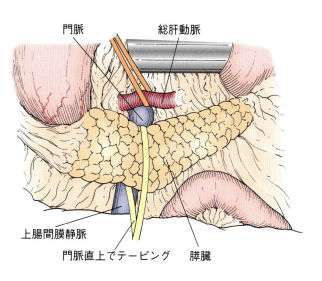

図16 門脈前面での膵頸部トンネリング

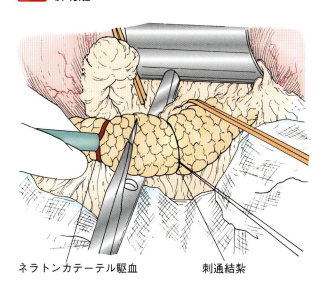

図17 膵切離

3. アセスメント

Q 膵上縁郭清時の術野展開のコツは？

▶膵上縁郭清時には，胃は頭側，横行結腸は足側に展開するが，胃十二指腸動脈の根部を確認できる部位まで，胃の幽門部と膵体頭部との剥離を十分に行っておく必要がある。

▶また，総肝動脈の根部付近は膵体部の背側に隠れていくため，助手による視野展開が重要である。膵体部全体を背側方向に圧迫するのではなく，膵体部の下縁付近を圧迫して膵臓をローテーションさせることで，膵上縁付近の術野が浅くなるようにする。この際，腫瘍部を直接圧迫することがないよう注意する（図13）。

Q 膵頸部で門脈前面をトンネリングする際に出血させないポイントは？

▶胃十二指腸動脈の根部付近から総肝動脈の剥離を行うと，その直下に門脈を確認することができる。膵下縁から剥離した上腸間膜静脈と膵上縁で剥離した門脈の剥離層が異なっていたり，剥離が膵実質側に入り込んでしまったりすると，出血をきたすことがある。上下とも血管外膜を露出する層（vasa vasorum が確認できる層）で剥離を行えば，出血することなく，容易にトンネリングが可能である。

Q 脾動脈処理時のピットフォールは？

▶膵尾部癌においても腫瘍と脾動脈根部との距離はさほど長くない場合が多く，直接脾動脈を同定しようとして剥離すると，腫瘍に切り込んでしまうおそれがある。そのため，必ず総肝動脈の末梢側から剥離を進め，脾動脈起始部に到達したら，この時点で結紮できる最小限の剥離にとどめておくことが重要である。

▶脾動脈の切離は，この後の操作で膵切離を行い，上腸間膜動脈前面からの剥離も行ってから切離するほうが安全に施行できる。

Step ❹
Focus 4 上腸間膜動脈・腹腔動脈周囲リンパ節郭清から膵後面の剥離，標本摘出

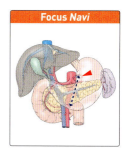

1. 手技のスタートとゴール

- 上腸間膜動脈周囲郭清を終了し，脾動脈を根部で結紮切離する。左副腎を完全に露出しつつ膵体尾部背側を脾門部まで剥離し，脾横隔靱帯を切離して標本を摘出する（図18）。

図18 上腸間膜動脈・腹腔動脈周囲リンパ節郭清から膵後面までの剥離
a. 開始図
b. 終了図

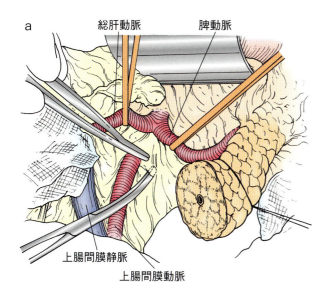

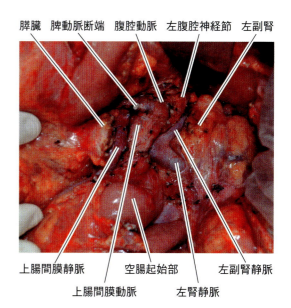

2. 手技の習得

> ● **手技の概要**
>
> Focus 3 で膵下縁から剥離した層に引き続いて，上腸間膜動脈前面から左側の郭清を根部まで行う．脾動脈周囲の剥離が進んだ時点で，脾動脈根部に刺通結紮を追加して切離する．腹腔動脈左側の郭清を進めた後，膵体部を左側に牽引し，左副腎を露出しつつ膵背面の剥離を脾門部まで進める．その後，脾横隔靱帯を切離して標本を摘出する（▶️ 4 ）．
>
> ● **手技習得のポイント**
> (1) 脾静脈を切離すると，その背側に上腸間膜動脈を確認することができる．そのため，先の操作で膵下縁から剥離した層と連続して，上腸間膜動脈神経叢を温存しつつ，その前面から左側のリンパ組織を含む脂肪織を根部まで郭清する（図19）．
> (2) 上腸間膜動脈周囲郭清が根部付近まで到達すると，先に結紮のみ行っていた脾動脈根部の可動性が増加するため，同動脈に刺通結紮を追加し切離する（図20）．
> (3) 脾動脈を切離すると左側深部の視野が良好になるため，腹腔動脈左側壁を露出しつつ根部まで郭清する（図21）．
> (4) この段階で，前半に切離せずに残しておいた胃脾間膜を切離し，胃をさらに頭側・右側に展開しておき，膵体部を左側・腹側に牽引しつつ左副腎との間を剥離する．腎筋膜前葉を合併切除するため，左副腎実質を完全に露出する層で剥離することが重要である．この層を維持して脾門部まで剥離を進める（図22）．
> (5) 脾門部まで剥離を進めると膵体尾部・脾臓が脾横隔靱帯のみで結合している状態となるため，脾上極・下極側からこれを切離して標本を摘出する．

（動画時間 03:04）

3. アセスメント

Q 上腸間膜動脈から腹腔動脈周囲郭清時の目印は？

▶腫瘍の直接浸潤を認めない症例でリンパ流域の郭清を行う場合，上腸間膜動脈周囲は，Treitz 靱帯を切離して同動脈の左側壁を確認した後，空腸枝を温存し，中結腸動脈より中枢側の前面から左側を根部まで郭清する．上腸間膜動脈の左側から左腎静脈腹側の脂肪織はすべて切除されることになる．

▶腹腔動脈は左側壁を露出し，大動脈左側壁と左副腎の右縁の間に存在する左腹腔神経節が視認できる層まで郭清する（図18b）．

Q 左副腎を露出する際のコツは？

▶左副腎と周囲の脂肪織との判別は時に難しく，特に内臓脂肪が多い症例では剥離層の同定に難渋することがある．その場合，左副腎の露出に先立って胃脾間膜を切離し，胃を頭側・右側に展開することで，左副腎頭側の視野が改善する．

▶その後，左腎静脈に合流する左副腎静脈を走行に沿って剥離していくと必ず左副腎実質に到達するため，左副腎実質を同定し，これを足掛かりとして慎重に剥離を行う．左副腎を露出する層で剥離を行うことで，腎筋膜前葉は膵体尾部に付着した状態で切除される．

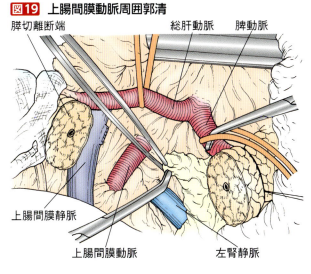

図19 上腸間膜動脈周囲郭清

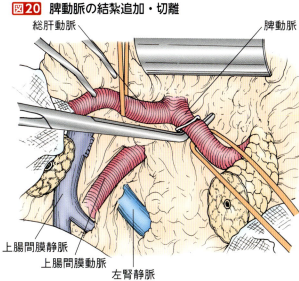

図20 脾動脈の結紮追加・切離

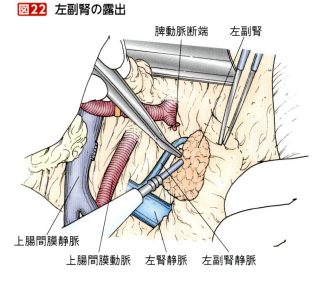

図21 腹腔動脈左側の郭清

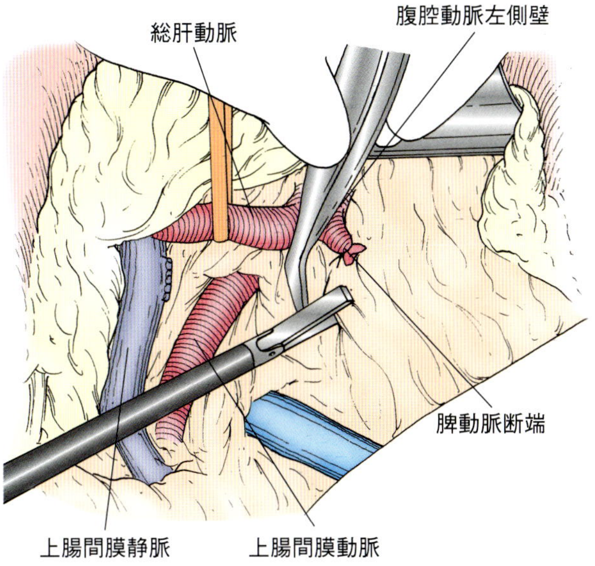

図22 左副腎の露出

Step ❺
Focus 5 膵切離断端処理，ドレーン留置，閉腹

1. 手技のスタートとゴール

- 膵切離断端の処理を行い，肝鎌状間膜を用いて脾動脈切離断端を被覆し，適切な位置にドレーンを留置して閉腹する（図23）。

2. 手技の習得

● 手技の概要
膵切離断端の閉鎖を行い，腹腔内を洗浄して止血を確認する。肝鎌状間膜を展開して脾動脈切離断端と横行結腸間膜開放部を被覆する。その後，膵切離断端と左横隔膜下に1本ずつドレーンを留置して閉腹する。

● 手技習得のポイント
(1) 筆者らの施設では，膵切離の際に自動縫合器ではなくメスを用いる。これにより，迅速病理診断による膵切離断端の評価を正確に行うことができる。切離断端の処理方法は，まず，膵実質切離面の出血点を6-0モノフィラメント吸収糸を用いたZ縫合によりピンポイントで止血する。その後，生食滴下バイポーラを用いて膵切離面の膵実質を焼灼する。主膵管の処理は，6-0モノフィラメント吸収糸を主膵管のみに2～3針運針して支持糸とし，主膵管を牽引しつつ周囲の膵実質と剥離し，5-0モノフィラメント非吸収糸にて結紮する。牽引に用いた糸も結紮する[3]（図24）。
(2) 術後に膵切離断端から漏出する膵液が，脾動脈切離断端に曝露しないよう，肝鎌状間膜を展開し，小網を通して脾動脈切離断端を被覆する。さらに，開放した横行結腸間膜の欠損部を閉鎖するように縫合する（図23）。
(3) 術後膵液瘻の管理のため，膵切離断端のドレーンは重要である。正中よりやや右側の上腹部から，膵頸部下縁の上腸間膜静脈前面を通過させ，先端が膵切離断端部に位置するように留置する。

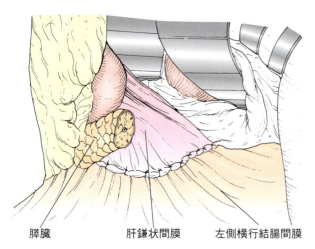

図23 肝鎌状間膜を用いた脾動脈切離断端の剥離面被覆

膵臓　　肝鎌状間膜　　左側横行結腸間膜

膵臓　　肝鎌状間膜

左側横行結腸間膜

図24 主膵管の結紮

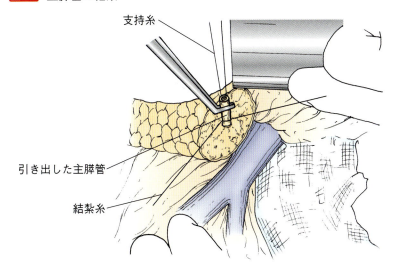

3. アセスメント
Q 肝鎌状間膜を用いた脾動脈被覆を行う理由は？

▶遠位側膵切除術において最も頻度の高い術後合併症は膵液瘻であり，最も死亡率の高い合併症は術後出血である。

▶遠位側膵切除術においては，膵切離断面から漏出した膵液が脾動脈断端に曝露し，脾動脈断端に仮性動脈瘤が形成され，術後出血を起こす危険性がある。そのため，肝鎌状間膜を被覆することで，脾動脈切離断端への漏出膵液の曝露を予防する。また，この処置により，膵切離断端部に留置したドレーン先端が脾動脈切離断端を直接圧迫することも回避可能であり，ドレーン交換が必要となった場合でも交換時の血管損傷の危険性が低下すると考えられる。

トラブル・シューティング！

術中出血

Q 術中出血の好発部位はどこか？ また，出血の原因や出血時の対処方法は？

▶本術式で出血をきたしやすい部分として
①大網切離時の脾被膜損傷
②膵下縁での上腸間膜静脈剥離時の静脈損傷
③膵上縁郭清時の左胃静脈損傷やリンパ節からの出血
④膵切離時の切離面からの動脈性出血
が挙げられる．以下は上記項目に沿って解説する．

①大網切離時の脾被膜損傷

- 原因：大網切離時や脾結腸間膜切離時に脾被膜を過度に牽引すると，容易に被膜損傷による出血をきたす．
- 予防法：大網切離時から，脾臓の背側に柄付きガーゼなどを挿入して脾臓を腹側に挙上しておく．脾表面に大網などが癒着している場合には，早い段階でこれを切離し，脾被膜に過度な牽引力がかからないよう注意する．
- 出血時の対応：まず，上記処置を徹底し，新たな出血をきたさないように術野を整える．出血点に対しては電気メスのソフト凝固を用いて凝固止血を行う．完全に止血しない場合には，シート状止血剤などを貼付しガーゼ等で圧迫し，制御が得られた後，別の術野での処置に移行する．

②膵下縁での上腸間膜静脈剥離時の静脈損傷

- 原因：膵頭部下縁では右胃大網静脈，前上膵十二指腸静脈，副右結腸静脈，中結腸静脈などの主要な静脈のほか，膵頭部や体部からの細径静脈が，上腸間膜静脈や脾静脈の近位側に合流する．これらの静脈を不用意に損傷することで出血をきたす場合がある．
- 予防法：胃を頭側，結腸を足側に展開して術野を形成するが，上腸間膜静脈の剥離が進むと，上記静脈周囲の支持組織が減少し，過度な牽引によって静脈損傷をきたしやすくなるので注意する．
- 出血時の対応：ピンポイントの出血であれば出血部位を攝子で把持して止血を得た後，周囲を剥離して結紮や縫合処置を行う．出血点が判明しない場合には腹側から押すように圧迫するのではなく，出血部の背側に左手を回り込ませて，背側から腹側方向に挙上するようにして出血をコントロールする．

③膵上縁郭清時の左胃静脈損傷やリンパ節からの出血

- 原因：術野が不良のまま膵上縁郭清を行うと，左胃静脈が認識できず，不慮の出血をきたすことがある．また，No.8aリンパ節に流入する細径の静脈から出血したり，リンパ節の被膜を損傷することでリンパ節から出血をきたす場合がある．
- 予防法：膵上縁を十分展開して良好な術野を確保することが最重要であり，術野展開を担う助手の役割は大きい．また，術前に左胃静脈の走行や処理する部位を認識しておくことも重要である．
- 出血時の対応：左胃静脈を損傷した場合などは，比較的急速な出血のため術野が不良と

なることがある。術野確保が困難な場合には，Winslow 孔から左手を挿入して膵頭部上縁付近を腹側に挙上する方法を試みる。出血部が膵頭部の背面にあり，この方法でも止血が困難な場合には，出血部を圧迫しながら Kocher 授動を行い，膵頭部背側に左手を回して出血をコントロールする。門脈系静脈からの大出血の際には，出血部の背側に左手を挿入し，出血している臓器を腹側方向に挙上することで出血をコントロールできる場合が多い。

④膵切離時の切離面からの動脈出血

- 原因：通常，膵切離面の上縁付近と下縁付近には膵実質を還流する動脈が走行しており，膵切離時には止血処置が必要である。筆者らの施設では，温存側はテトロンテープとネラトンカテーテルを用いて駆血し，切除側は刺通結紮を行ったうえで膵臓を切離している（図17）。膵切離線の幅に余裕がない場合は，膵切離中や膵切離後に駆血が外れて出血することがある。
- 予防法：駆血が外れることがないように，膵切離部周囲の剝離を十分に行う。腫瘍の大きさや部位などにより切離線に余裕が得られない場合には，膵切離線の背面にペンローズドレーンを挿入し，上下から膵切離部を挙上しながら慎重に切離を行う。
- 出血時の対応：駆血が外れて出血した場合には，まず用手的に圧迫止血を行って術野を確保する。血管の断端が確認できたら，結紮できるほどの血管茎がある場合には止血鉗子で把持して結紮する。十分な血管茎がない場合には 6-0 モノフィラメント吸収糸を用いて Z 縫合を行い止血する。

◆ 参考文献

1) Kitagawa H, Tajima H, Ohta T, et al: A modification of radical antegrade modular pancreatosplenectomy for adenocarcinoma of the left pancreas: Significance of en bloc resection including the anterior renal fascia. World J Surg 2014; 38: 2448-54.
2) 日本膵臓学会編: 膵癌取扱い規約　第7版, 金原出版, 2016.
3) Kitagawa H, Ohta T, Tani T, et al: Nonclosure technique with saline-coupled bipolar electrocautery in management of the cut surface after distal pancreatectomy. J Hepatobiliary Pancreat Surg 2008; 15: 377-83.
4) Makino I, Kitagawa H, Ohta T, et al: The management of a remnant pancreatic stump for preventing the development of postoperative pancreatic fistulas after distal pancreatectomy: current evidence and our strategy. Surg Today 2013; 43: 595-602.

Column

「遠位側膵切除術における術後膵液瘻」

　遠位側膵切除術において，最も重要な術後合併症は膵液瘻である。これまで，膵液瘻を低減するために，膵切離断端の閉鎖法（手縫い法，ステープラー法，非閉鎖法など），膵切離法［メス，電気メス，バイポーラジザーズ，超音波凝固切開装置，超音波外科吸引装置（CUSA™），ソフト凝固など］，膵断端消化管吻合や漿膜筋層パッチの付加，フィブリン糊や肝鎌状間膜などによる補強，膵管ステント留置，ソマトスタチンアナログ製剤の投与など，さまざまな試みがなされてきたが，いずれも決定的に優れた結果は示されておらず，現時点で最良の方法はいまだ確立されていない[4]。たとえ癌に対して完璧な根治切除が達成されても，術後の膵液瘻が制御できなければ治療としては片手落ちである。膵液瘻が難治化することで，患者の苦痛の増大，入院期間の延長，術後補助化学療法の遅延が生じるほか，膵液瘻そのものが再発のリスク因子であるとする報告もあり，患者へのデメリットは大きい。膵臓外科医にとって，膵液瘻の制御は最大の課題であり，次世代の外科医により膵液瘻ゼロの手術手技が確立されることを期待している。

索 引

和文

あ

胃空腸吻合 ………………………………… 97, 131
胃十二指腸動脈切離 ………………………… 61
胃十二指腸動脈のテーピング ……………… 34
胃切離 ……………………………………… 96, 120
胃内容の排出遅延 …………………………… 52
右肝静脈切離 ………………………………… 20
右肝切除術 …………………………………… 2
右肝動脈後区域枝 …………………………… 39
右肝動脈切離 ………………………………… 13
右肝動脈損傷 ………………………………… 100
右肝動脈のテーピング ……………………… 37
右肝動脈の分岐異常 ………………………… 61
遠位側膵切除術 ……………………………… 158
遠位胆管癌 …………………………………… 50

か

外層後列縫合 ………………………………… 63
外層前列縫合 ………………………………… 63
下腸間膜静脈 ………………………………… 147
肝右葉脱転 …………………………………… 16
肝管空腸吻合 ………………………………… 93, 97
肝左葉の授動 ………………………………… 42
肝十二指腸間膜リンパ節郭清 ……… 59, 86, 120
肝切離 …………………………… 18, 20, 44, 46, 88, 90
肝側胆管切離 ……………………………… 21, 46
肝動脈のskeletonization …………………… 40
肝動脈分枝のテーピング …………………… 12
肝不全 ………………………………………… 31
肝門部処理 …………………………… 13, 88, 90
肝門部領域胆管癌 ………………………… 2, 28
肝離断 …………………………… 18, 20, 44, 46, 88, 90
空腸空腸吻合 ………………………………… 93
空腸切離 ……………………………………… 62
後腹膜郭清 …………………………………… 152
固有肝動脈のテーピング …………………… 34
固有肝動脈のskeletonization ……………… 37

さ

再建 ……………………………………… 47, 97, 128
左胃静脈損傷 ………………………………… 180
左肝静脈の切離 ……………………………… 44
左肝切除術 …………………………………… 28
左側門脈圧亢進症 …………………………… 119

周術期管理 …………………………………… 106
十二指腸空腸吻合 …………………………… 68
十二指腸切離 ………………………………… 59
十二指腸側胆管切離 ……………………… 13, 82
十二指腸の授動 ……………………………… 142
術後出血 ……………………………………… 133
術中出血 ………………………… 26, 48, 70, 133, 180
消化吸収障害 ………………………………… 138
上腸間膜動脈神経叢の郭清 ………………… 150
小腸切離 ……………………………………… 125
静脈損傷 ……………………………………… 180
膵液瘻 ……………………………… 52, 138, 155
　――Grading ………………………………… 141
膵外神経叢 …………………………………… 151
膵下縁 ………………………………………… 168
　――の処理 ………………………………… 62
膵管空腸粘膜吻合 …………………………… 63
膵空腸吻合 ……………………… 62, 97, 128, 130
膵後面の剥離 ………………………………… 175
膵上縁 ………………………………………… 171
　――リンパ節郭清 ………………………… 59
膵性糖尿病 …………………………………… 138
膵切離 …………………………… 62, 96, 120, 148, 172
　――断端処理 ……………………………… 178
膵損傷 ………………………………………… 100
膵体尾部切除術 ……………………………… 136
膵体部癌 ……………………………………… 136
膵頭後部リンパ節郭清時の出血 …………… 100
膵頭十二指腸切除術 ……………… 50, 72, 104
膵頭神経叢 …………………………………… 126
膵頭部癌 ……………………………………… 104
膵頭部周囲の血管走行 ……………………… 114
膵頭部流入血管処理 ………………………… 62
膵トンネリング ………………………… 62, 146
膵内胆管 ……………………………………… 36
膵尾部癌 ……………………………………… 158
膵離断 …………………………… 62, 96, 120, 148, 172
正中弓状靭帯圧迫症候群 …………………… 124
総肝動脈周囲リンパ節 …………………… 8, 143
総肝動脈のテーピング …………………… 10, 34
総胆管の切離 ………………………………… 34
総胆管のテーピング ……………………… 12, 34

た・な

大動脈周囲リンパ節 ……………………… 34, 80
大網の切離 ………………………………… 56, 167
胆管空腸吻合 …………………… 22, 66, 128, 131

183

INDEX

短肝静脈処理 … 16
胆管切離 … 59
胆管チューブ … 22
　——の固定 … 24
胆汁漏 … 31, 52
断端止血処理 … 62
胆道再建 … 22, 93
胆道ドレナージ … 30, 74
　——チューブ … 37
胆嚢癌 … 72
胆嚢摘出 … 59
動脈出血 … 181
ドレーン挿入 … 69, 131
ドレーン排液 … 75
ドレーン留置 … 25, 128, 154, 178
内視鏡的逆行性胆道ドレナージチューブ … 13
内視鏡的経鼻胆管ドレナージチューブ … 5, 13

は

背側膵動脈 … 145, 162
脾静脈切離 … 149
尾状葉の授動 … 42
脾臓周囲の剥離 … 152
左胃静脈損傷 … 180
左肝静脈の切離 … 44
左肝切除術 … 28
左後方アプローチ … 94
脾動脈結紮切離 … 143
脾動脈被覆 … 179
脾被膜損傷 … 180
標本摘出 … 21, 62, 125, 175
腹腔洗浄細胞診 … 8
腹腔内観察 … 142
腹腔内検索 … 8
腹腔内洗浄 … 69
閉塞的黄疸 … 74
閉腹 … 69, 154, 178
傍大動脈リンパ節 … 110

ま・ら

前割り … 112
右肝静脈切離 … 20
右肝切除術 … 2
右肝動脈後区域枝 … 39

右肝動脈切離 … 13
右肝動脈損傷 … 100
右肝動脈のテーピング … 37
右肝動脈の分岐異常 … 61
網嚢開放 … 143
網嚢切除 … 113
門脈右枝の切離 … 15
門脈合併切除 … 118
門脈のテーピング … 82, 96
門脈のskeletonizaton … 40
門脈輪状膵 … 124
門脈露出 … 15
リンパ節からの出血 … 180

欧文

Blumgart変法 … 97
Bursectomy … 113
Child変法 … 128
demarcation line … 44
ENBDチューブ … 5, 13
ERBDチューブ … 13
infraportal type … 39
Kocherの授動 … 8, 34, 56, 80, 110
No.5リンパ節 … 58
No.6リンパ節 … 58
No.8リンパ節 … 37, 82, 96
No.8aリンパ節 … 10
No.8pリンパ節 … 10
No.9リンパ節 … 37
No.12リンパ節 … 37, 86
No.12b_2リンパ節 … 10
No.13aリンパ節 … 8, 10, 37, 82
No.16a_2リンパ節 … 8
No.16b_1リンパ節 … 8
PERICAN … 106
Rex-Cantlie線 … 44
Rouviere溝 … 37
SMD … 107, 116
supracolic anterior artery-first approach … 112
supraportal type … 39
Treitz靱帯切離 … 125

続巻予告 新 DS NOW
Digestive Surgery

Web動画付き

◆ 編集主幹
白石 憲男　大分大学医学部総合外科・地域連携学講座 教授

◆ 編集委員
北川 裕久　倉敷中央病院外科 部長
新田 浩幸　岩手医科大学医学部外科学講座 准教授
山口 茂樹　埼玉医科大学国際医療センター消化器外科 教授

● 年4冊刊行（2・5・8・11月）
● 体裁：A4判・オールカラー・並製・160頁程度
● 1部定価（本体10,000円＋税）
● 年間購読申込み受付中！
　2020年・年間購読料（本体40,000円＋税）
　※No.5〜No.8：4冊（送料弊社負担）

⑤ 2020年2月刊行予定
良性／救急疾患に対する標準腹腔鏡手術（消化管・腹壁 編）

担当編集委員　白石憲男，山口茂樹

Ⅰ. 上部消化管
- アカラシア（Heller Dor など）
- 食道裂孔ヘルニア（NissenやToupetなど）
- GIST（GISTなどに対する局所切除やLECS）
- 十二指腸潰瘍（縫合充填手術）

Ⅱ. 下部消化管
- 腸閉塞症
- Crohn病
- 虫垂炎手術
- IBD（UC）/FAP（大腸全摘術）
- 直腸脱
- S状結腸憩室症

Ⅲ. 腹壁
- 鼠径ヘルニア（1）（TAPP）
- 鼠径ヘルニア（2）（TEPP）
- 腹壁瘢痕ヘルニア

⑥ 2020年5月刊行予定
良性／救急疾患に対する標準腹腔鏡手術（肝・胆・膵・脾 編）

担当編集委員　新田浩幸，北川裕久

Ⅰ. 肝臓／胆道
- 腹腔鏡下肝嚢胞開窓術
- 急性胆嚢炎などに対する基本的な胆嚢摘出術
- 慢性胆嚢炎など高度な炎症で難渋する症例に対する胆嚢摘出術
- Mirizzi症候群など胆管にまで高度な炎症が及ぶ症例に対する胆道修復を伴う胆嚢炎手術

Ⅱ. 膵臓／脾臓
- 脾機能亢進症，ITP・AIHAなど（腹腔鏡下脾臓摘出術）
- 低悪性度のIPMNなどに対する脾合併膵体尾部切除術
- 低悪性度のIPMNなどに対する脾温存膵体尾部切除術SPDP（Kimura法）
- 低悪性度のIPMNなどに対する脾温存膵体尾部切除術SPDP（Warshaw法）

※ご注文，お問い合わせは最寄りの医書取扱店または直接弊社営業部まで。

メジカルビュー社

〒162-0845　東京都新宿区市谷本村町2番30号
TEL.03（5228）2050　E-mail（営業部）eigyo@medicalview.co.jp
FAX.03（5228）2059　http://www.medicalview.co.jp

新DS NOW バックナンバーのご案内

---

① 上部消化管癌に対する標準手術

担当編集　白石憲男／194ページ，2019年3月発行，定価10,800円

- 開胸下食道癌根治術
- 胸腔鏡下食道癌根治術
- 開腹下幽門側胃切除術
- 開腹下胃全摘術
- 腹腔鏡下幽門側胃切除術
- 腹腔鏡下噴門側胃切除術
- 腹腔鏡下胃全摘術
- 食道胃接合部癌に対する内視鏡外科手術

---

② 下部消化管癌に対する標準手術

担当編集　山口茂樹／146ページ，2019年3月発行，定価10,800円

- 腹腔鏡下結腸右半切除術
- 腹腔鏡下左側横行結腸・下行結腸切除術
- 腹腔鏡下S状結腸切除術
- 腹腔鏡下低位前方切除術
- 腹会陰式直腸切除術の会陰操作
- 側方リンパ節郭清

---

③ 肝癌に対する標準手術

担当編集　新田浩幸／174ページ，2019年6月発行，定価10,800円

- 開腹下肝部分切除術
- 腹腔鏡下肝部分切除術
- 開腹下肝外側区域切除術
- 腹腔鏡下肝外側区域切除術
- 開腹下系統的肝亜区域切除術
- 左肝切除術
- 右肝切除術

注文書　ご希望の書名・冊数をご記入ください。

FAX 03-5228-2059

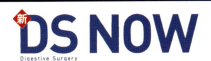

※年間購読のお届け先の住所を変更する場合は、下欄の「ご住所」「お客様番号」「変更日付」「お名前」をご記入ください。

☐ シリーズ既巻／続巻（各巻定価［税抜き］¥10,000）

- No.1　上部消化管癌に対する標準手術　　　＿＿冊
- No.2　下部消化管癌に対する標準手術　　　＿＿冊
- No.3　肝癌に対する標準手術　　　　　　　＿＿冊
- No.4　胆道癌・膵癌に対する標準手術　　　本書
- No.5　良性／救急疾患に対する標準腹腔鏡手術（消化管・腹壁 編）＿＿冊（2020年2月発行予定）
- No.6　良性／救急疾患に対する標準腹腔鏡手術（肝・胆・膵・脾 編）＿＿冊（2020年5月発行予定）

☐ その他の書籍

書　籍　名					定価［税抜き］	冊数
改訂第2版　消化器外科専門医への minimal requirements					¥9,800	冊
改訂第2版　5年でマスター　消化器標準手術　消化器外科専門医への道					¥14,000	冊
消化器外科 minimal requirements　実践応用編					¥8,500	冊
消化器外科周術期合併症の minimal requirements					¥9,500	冊
がん研　肝胆膵外科　ビデオワークショップ					¥9,000	冊
がん研スタイル 癌の標準手術	肝癌	¥12,000	冊	食道癌	¥13,000	冊
	胃癌	¥12,000	冊	結腸癌・直腸癌	¥13,000	冊
	肺癌	¥15,000	冊	膵癌・胆道癌	¥13,000	冊

☐ ご注文商品のお届け先住所

☐ 住所変更　※年間購読のお届け先の住所を変更する場合は、下欄の「ご住所」「お客様番号」「変更日付」「お名前」をご記入ください。

お届け方法（いずれかに○印）

1. **書店**　下欄に書店をご指定いただくか、書店に直接お渡しください。
（　　　　　市・区／書店名：　　　　　　　）

2. **代引宅配便**　配送手数料 500円［税抜き］　1〜2営業日で発送します

3. **宅配便**　配送手数料 500円［税抜き］　2〜3営業日で発送します

4. **郵送**　配送手数料 300円［税抜き］　2〜3営業日で発送します

〒　　　（どちらかに○印／ ご自宅・ご勤務先）　☎（　）

フリガナ　ご住所

お客様番号（※住所変更のみ）　毎回お送りしています封筒に印字されている6ケタの数字をご記入ください。　変更日付（※住所変更のみ）　　年　　月　　日より

フリガナ　お名前　　　E-mail

フリガナ　ご勤務先

フリガナ　ご請求先　（お届け先と異なる場合のみ）※代引宅配便は指定できません

メジカルビュー社　〒162-0845 東京都新宿区市谷本村町2番30号　TEL.03(5228)2050

ご注文に際しての個人情報に関しましては、商品の配送、ご請求、メールでのご案内に使用させていただきます。

新DS NOW No.4
胆道癌・膵癌に対する標準手術 —手技習得へのナビゲート—

2019年9月1日　第1版第1刷発行

■担当編集委員	北川裕久	きたがわ　ひろひさ
■編集主幹	白石憲男	しらいし　のりお
■編集委員	北川裕久	きたがわ　ひろひさ
	新田浩幸	にった　ひろゆき
	山口茂樹	やまぐち　しげき
■発行者	三澤　岳	
■発行所	株式会社メジカルビュー社	

〒162-0845　東京都新宿区市谷本村町2-30
電話　03 (5228) 2050 (代表)
ホームページ　http://www.medicalview.co.jp/

営業部　FAX 03 (5228) 2059
　　　　E-mail　eigyo@medicalview.co.jp

編集部　FAX 03 (5228) 2062
　　　　E-mail　ed@medicalview.co.jp

■印刷所　シナノ印刷株式会社

ISBN978-4-7583-1653-8　C3347

©MEDICAL VIEW, 2019. Printed in Japan

・本書に掲載された著作物の複写・複製・転載・翻訳・データベースへの取り込みおよび送信（送信可能化権を含む）・上映・譲渡に関する許諾権は，(株)メジカルビュー社が保有しています．

・JCOPY〈出版者著作権管理機構 委託出版物〉
本書の無断複製は著作権法上での例外を除き禁じられています．複製される場合は，そのつど事前に，出版者著作権管理機構（電話 03-5244-5088, FAX 03-5244-5089, e-mail：info@jcopy.or.jp）の許諾を得てください．

・本書をコピー，スキャン，デジタルデータ化するなどの複製を無許諾で行う行為は，著作権法上での限られた例外（「私的使用のための複製」など）を除き禁じられています．大学，病院，企業などにおいて，研究活動，診察を含み業務上使用する目的で上記の行為を行うことは私的使用には該当せず違法です．また私的使用のためであっても，代行業者等の第三者に依頼して上記の行為を行うことは違法となります．